脳からみた認知症

不安を取り除き、介護の負担を軽くする

伊古田 俊夫　著

ブルーバックス

カバー装幀／芦澤泰偉・児崎雅淑
カバーイラスト／サダヒロカズノリ
本文デザイン・図版制作／あざみ野図案室

はじめに

ある夏の日、私は特急「オホーツク」に乗って、置戸町《おけと》（北海道常呂郡《ところ》）へと向かっていた。旭川をすぎると徐々に山並みが線路に迫り、ときに切り立った渓谷の狭間を列車は走る。遠軽《えんがる》に近づくと、緑の濃さも増して石狩や空知《そらち》とは趣が異なる風景に目を奪われた。やがて留《る》辺蘂《べしべ》の駅に着き、列車を降りる。雑草が生えたホームに降りたった客は、私一人であった。駅舎の待合室には、私を迎えにIさんが来てくれていたが、なぜか高齢のご婦人と一緒にベンチに座っていた。

どこかようすがおかしい。老婦人は目も虚《うつ》ろで、そわそわキョロキョロして落ち着きがない。Iさんによれば、駅舎で私の到着を待っていたところに認知症で徘徊中のこの婦人が入って来たので、駅員さんと一緒に保護したところだという。幸い身元がわかったので家族には連絡ずみで、迎えが到着するのをしばらく待ってほしいとのことであった。

一五分ほどして、認知症の婦人は家族とともに無事、自宅へと帰っていった。私は、Iさんの運転する車で置戸町に向かった。置戸町で開催された「認知症の人とともに暮らすまちづくり研修会」で講演を行った私は、つい今し方体験したばかりのエピソードから話を始めた。会場からは、ため息とも笑い声とも感じられる声が響いた。「今」という時代が認知症の人とともに暮らす時代であることを実感しながら、話を聞いていただけたようだった。

認知症を患う人の数は、二〇一二年度に三〇〇万人を超えると発表された(二〇一二年八月)。高血圧や糖尿病の患者数ほどではないが、今後一〇年以内に四〇〇万人を超えると考えられている。年齢的には、八〇歳を超えた方々の四～五人に一人が認知症をもっていると推定され、現代の日本社会は「認知症の人とともに暮らす社会」へと、急速に変わり始めている。

街を歩いていると、驚くことが少なくない。少し前までレストランであった建物がデイサービス施設に姿を変えていたり、単身の若者向けアパートが高齢者共同住宅やサポート付き高齢者住宅に改装されていたりする。正規の介護施設だけでは介護を必要とする高齢者を収容しきれず、インフォーマルな高齢者施設が急速に増加しているからだ。

認知症患者の増加を背景に、企業や地域の認知症啓蒙活動やボランティア育成活動も活発になっている。交番のお巡りさん、銀行員や郵便局員、スーパーやコンビニの店員さん、役所の窓口業務に従事する方々、床屋さんにお風呂屋さん、多くの人々が認知症についての知識をもたなければ、仕事がスムーズにいかない時代になっている。

認知症ケアの問題を検討する会合で、警察署の代表者の次のような発言を聞き、お巡りさんたちの優しさに感心させられた経験もある。

「徘徊高齢者の捜索・保護の仕事は、交番業務の中で比重を増しています。私どもも、できるかぎり力になりたいと思っています。認知症の人の安否確認なども協力できますので、相談してください」

多くの人々が認知症を理解したとき、認知症の人にとって優しい社会が生まれる——。地元自治体の認知症支援事業に取り組んできた私は、いつしかそう感じるようになっていた。

＊

では、認知症をどのような病気として語れば、多くの人たちにとってわかりやすくなるだろうか？　そして、認知症を正しくご理解いただけるだろうか？

加齢にともなう老人病？

精神疾患？

脳の病気？

認知症という病気は当初、物忘れや日時・場所がわからなくなる症状を示すが、やがて生活上の混乱を招き、この病《やまい》独特の社会的問題を生み出していく。

「自分の置かれた状況がわからなくなる」病気である認知症には、まわりの人からみて奇妙に感じる症状も少なくない。

吹雪の舞う景色を目にしながら、「今は夏だ」と平然と語る。永年連れ添ってきた妻を指して、「これ、俺の女房じゃない」とケロリと言ってのける。ふだんはあまり行動的でない人が、ひとたび徘徊を始めると数十キロも離れた遠方まで歩いて行ってしまう。蔵書を冷蔵庫の中にきれいに並べる一方で、汚れた下着を散らかしておく。

このような言動をどのように理解すべきか、専門家の私でも考え込んでしまうことがある。認知症の症状には、心情的に受け容れがたいものもある。周囲の人を困惑させる言動、なかでも性的な卑猥《ひわい》さを感じさせるふるまいや、平然と他人の物を「盗む」といった行いを理解することは難しく、誤解をも招いてしまいがちだ。

こうした症状を含む認知症の全体を、どうすれば正確にとらえることができるだろうか？

私の体験からは、認知症を「脳の病気」——すなわち脳梗塞や脳出血、パーキンソン病などと同類の脳の病気——としてお話しすることで、多くの人々に受け入れられると感じている。脳の病気として認知症をとらえたとき、診断や治療の対象として客観的に認知症と向き合う気持ちが生まれる。認知症の症状を、孤独感や不安感、不信感や恐怖感などの心理現象としてとらえる前に、脳の働きの破綻《はたん》による病気として説明する。

このような姿勢こそが、「認知症の人とともに暮らす時代」にあって、最も求められているのではないだろうか。さらに、客観的な画像を通して「脳の病気であること」の説明ができれば、よりわかりやすく、より納得されやすくなるはずだ。

そのような理由から、私は「脳SPECT像」と呼ばれる画像を治療の現場で積極的に活用してきた。誤解を恐れずに言えば、この脳SPECT像を用いることによって、認知症を脳梗塞や脳出血などと同じように説明することができるのである。

認知症をテーマにした本は多数出版されているが、「認知症を脳科学的な視点から解説するもの」はまだ多くない。特に、近年進歩の著しい社会脳科学の成果を取り入れた書籍は見当たらない。第5章で詳述するが、「社会脳」とは、人間が社会生活をうまく営むために必要な脳の働きや領域のことを指す言葉であり、社会脳のしくみを研究する学問が社会脳科学である。

類書が見当たらないなか、いつしか私は自ら企画し、原稿を書き始めていた。脳科学に基づく理論と脳画像診断法の二つを駆使して認知症を解釈すると、どのような世界がひらけるか。認知症をどこまでわかりやすく描くことができるか。認知症の新しい解釈を提示することができるか。これらを、本書前半のテーマとして挑戦してみた。

本書が、脳科学の進歩を感じていただきながら、認知症を病気として理解する一助となれば幸いである。

＊

認知症は、二〇〇四年まで「痴呆《ちほう》」と呼ばれてきたが、この言葉には差別的な響きがあり、変更が望まれていた。二〇〇四年一二月、痴呆を「認知症」と改めることが発表された。二〇〇五年度は「認知症を知る一年」と位置づけられ、単なる用語改定にとどまらず、正しい認知症の理解を促すための活動（テレビ・新聞を通した啓蒙活動や市町村での講演会など）が展開された。

認知症という言葉は、一連の活動の中で医学用語としても一般用語としても普及・定着し、認知症を「避けがたい老化現象」や「不治の病」としてみるのではなく、病気として診断や治療の対象とする考え方が社会的に広まった。

もちろん、誰しも認知症になりたいなどとは思わない。ある程度まではあるが、現代医学は認知症の予防や薬物治療、リハビリテーションによる改善を可能にしてきている。本書の後半では、「現代社会と認知症」「現代社会と知的衰え」といった社会的テーマにも切り込みながら、認知症の早期発見や治療、予防などについて解説を試みた。特に、新薬や画像診断に関する最新情報やリハビリテーションについて詳しく取り上げている。

また、近年増加傾向にある若い世代の知的衰えである「若年性認知症」についても、最新の状況を盛り込むよう努めた。最終章では、現代が「認知症の人とともに暮らす時代」であることに焦点を当て、「認知症サポート医」の立場から対策の現状について述べている。

認知症の人が急速に増えた背景には、わが国が長寿社会を実現したことがある。長寿社会はすばらしい社会ではあるが、反面、新たな苦悩を私たちにもたらしてもいる。

九〇歳になられた私の患者さんのお一人は、お会いするたびに「やることがない、毎日がつまらない」とこぼす。「自伝でも書かれたら？」と提案すると、「そんなもの二〇年前にとっくに書いた。一〇年前には改訂版も出してしまって、もう書くことなんて何もないよ」と返された。

日本人が享受する長寿社会では、自分史の改訂版を出したあとでさえ人生が続いていく。さらに長寿社会には、親が子の衰えに苦悩し、子の死を看取《みと》る機会が増えるという側面もある。ときには、子供が先に認知症になることさえありうる時代だ。高齢な親が若年性認知症の子を介護する姿には絶句する。

年齢の順番に死ねない社会——それが、長寿社会のもうひとつの実相である。最終章では、長寿社会ゆえに生じた新たな苦悩についても考察する。

＊

本書では、実際の患者さんの事例を数多く取り上げ、具体的でわかりやすい記述を心がけた。事例はすべて、私自身が診療してきた患者さんをモデルにしているが、職業や具体的エピソードなどプライバシーに関わる部分は適切に変更し、個人が特定されないよう配慮してある。

本書中には、脳の画像としてMRI（核磁気共鳴画像法）、CT（コンピュータ断層撮影）、SPECT（単一光子放射断層撮影）の三種類が登場する。MRIとCTは脳の「形」を映し出す検査であり、SPECTは脳の「血流量」を画像化する検査である。

形は正常でも、血流が低下したときには脳の働きは低下していることが多い（第7章1参照）。脳SPECTでは、CTやMRIではわからない変化（機能低下）を描き出すことができる。これら三種類の検査法の違いを理解したうえでお読みいただければ幸いである。

また、同じ画像診断法に属する検査法としてPET（ポジトロン断層画像診断法）、機能的MRI（fMRI）などの方法も存在するが、いずれも認知症の検査としては健康保険の適用を受けていないため、本書では用いていないことをお断りしておく。

脳からみた認知症　もくじ

第1章 そのとき、脳はどうなっているのか?

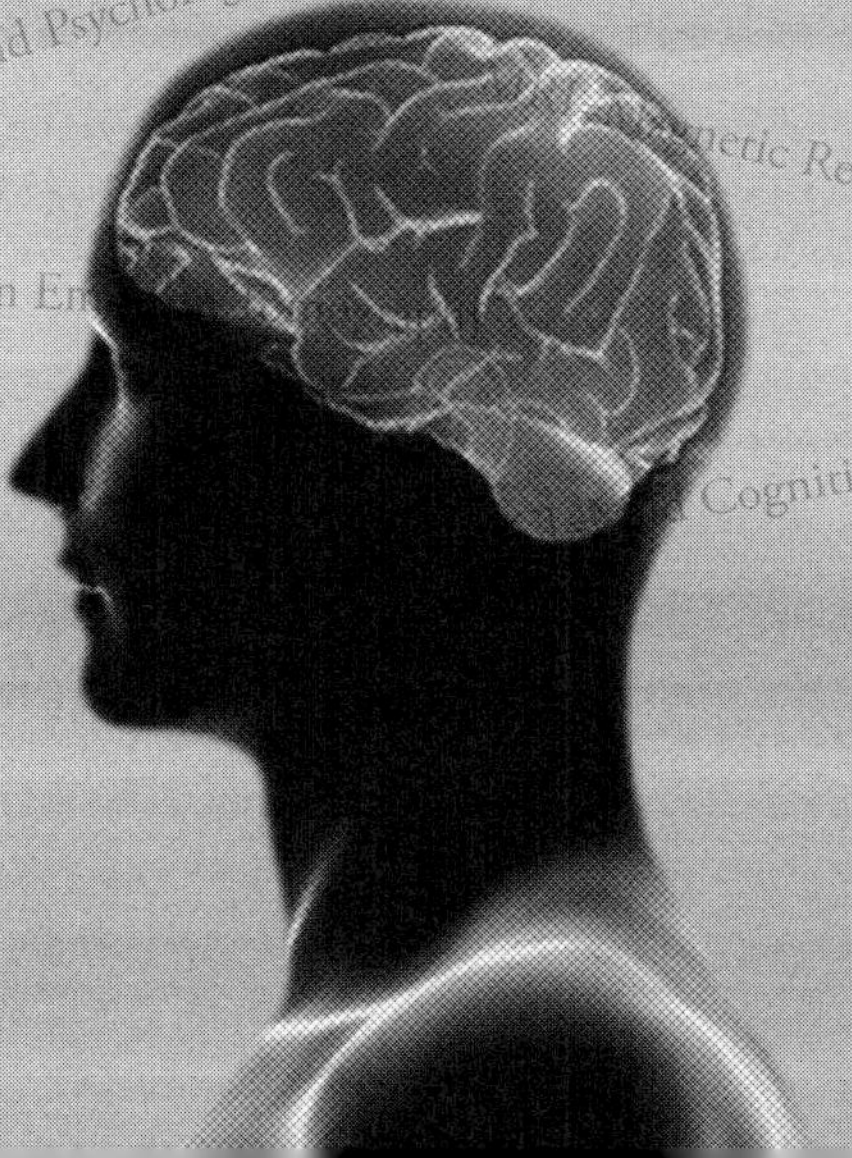

〈病院に連れて行かなければ――〉

妻は、夫をみてそう直感した。

――夫にゴミ捨てを頼むと、そのまま帰って来ない。どうしたのかと思って外に出てみると、ゴミ袋をもったまま玄関の前でボーッと立っていた。その「ボーッと立っている姿」は、何かに取り憑《つ》かれたような奇怪なものであった。背筋が凍る思いがしたという。

――車に乗る際に、車の前でぼんやり立っている。ときには車のまわりをぐるぐる廻っている。ドアがどこにあるのかわからない感じであった。

――自動販売機のコイン投入口に、上手にお金を入れられない。地下鉄の切符も上手に買えない。プッシュフォンも使えなくなった。

――視線がそっぽを向いている。どこか別の世界をみているようだ。

――通い慣れているはずの近所の公園に行くのでさえ迷ってしまう。犬の散歩もしてもらえなくなった。

いくつかの病院を廻ってみたものの、「MRIで異常はなく、心配ありません」と言われるばかりだった。ある日、私の外来を訪れた。引き締まった体、健康そうな笑顔、はっきりとした言葉、それが、妻にともなわれて現れた六〇代前半のA氏の印象であった。

「たいしたことはないんです、ちょっと物忘れがあるぐらいで。わざわざ病院に来ることもないんだけど……」

どうやら病院に連れて来られたこと自体が不本意なようだ。同伴された奥様は、夫の奇妙な行動を的確に伝えてくれた。内科的な診察では異常は認められなかったが、簡易知能検査や神経学的診察を行うと、少しずつ病的な所見が現れ始めた。「今日は何月何日ですか？」と問うと、

「さあ、いつだったかな。今は五月でしたっけ？」

的確に答えることができなかった〈その日は四月下旬であった〉。「桜」「猫」「電車」という三つの言葉を覚えてもらい、五〜六分後に再度、これらの言葉を答えてもらおうとしても、まったく答えることができなかった。医学的に、〈記銘力〉〈物事を一定時間、覚えておく力〉が落ちている〉状態にあった。

簡単な図形を模写する検査も、まったくできなかった。鉛筆をもったまま考え込ん

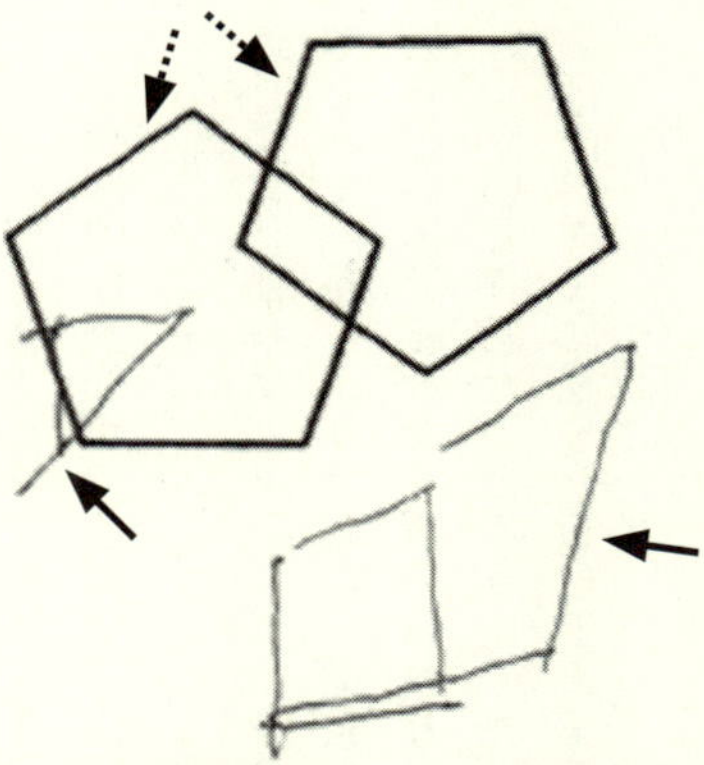

図1－1　図形の模写　「一部分が重なった二つの五角形」(点線→)を模写する検査結果。実線→がA氏が描いたもの。まったく模写されておらず、みた物の形や構造を認識できていないことを示唆している。

でしまう。一～二分後にやっと線を数本描き、「ダメだ、描けない」と鉛筆を放り出した（図1－1）。金槌でクギを打つ動作をするようお願いしたが、これもできない。目でみている視界の中で、合理的な動作ができない。診察をしながら、私は〈みている空間をきちんと理解できていない〉〈失認と失行の症状がある〉などの判断を下していた。

〈頭頂葉に何か病気があるのではないか〉――そう疑われる所見だったが、A氏のMRI検査の画像をみて「がっかり」した。頭頂葉を侵《おか》す疾患がMRIに映し出されていると思っていたが、病気らしい影はまったく認められなかった。

〈いったいどうしたのだろう……〉

数日後、A氏に脳SPECT（第7章1参照）という検査を行った。SPECTの画像をみた私は、アッと息を呑《の》んだ……。

1 奇妙な症状の源を求めて

認知症のふしぎで奇妙な症状は、脳機能のどのような障害から発生するのだろうか？　脳のどこがどうなったときに、認知症の症状は出てくるのか？　脳の働きが低下した姿を、私たちはこの目でみることはできないのか？

何人かの認知症の患者さんに登場していただき、これらの疑問について考えてみよう。まずは、A氏の話の続きからだ。

▼左右両方の頭頂葉の働きが低下して

A氏の言動にみられる異常は、次のようなものであった。

——目でみえている目的地に行けない。困り果てたようにボーッと立っている。

——車を前にしてもドアがどこかわからない。車に乗り込めず、まわりを廻っている。

——プッシュフォンを上手に押せない。ファックスも使えない。

——自動販売機をうまく使えない。駅で切符を上手に買えない。

——切符を手にしても、自動改札機の切符挿入口に切符を入れられない。

——近所の散歩もできず、迷ってしまう。

診察では、簡単な図形を描き写す検査がまったくできなかったことが印象的であった（図1－1参照）。左右両方の「頭頂葉」という脳の部位（第1章2で説明）に障害があることが疑われた。脳の形をみるMRI検査で大脳の若干の萎縮を認めたが、それ以上の目立った所見は得られ

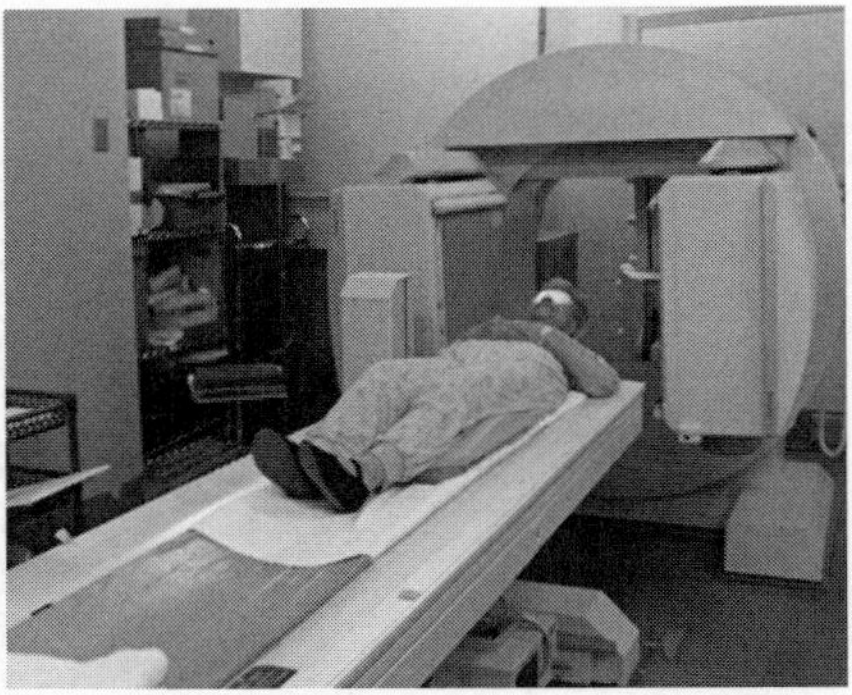

図1－2　脳SPECT検査　ラジオアイソトープ薬剤を静脈から注射して検査台に横たわる。ガンマカメラが患者さんの頭部を回転してデータを収集する。所要時間は約1時間。静脈注射以外の苦痛はない。

なかった。

次に脳SPECT検査を行った（図1－2）。SPECTとは、ラジオアイソトープ（放射性同位元素）を利用した「核医学的検査」と呼ばれるもので、画像処理技術の発達によって近年注目されている検査である。健康保険の適用を受けており、一般病院でも日常的に行われている。

A氏のSPECT画像（図1－3）には、左右両方の頭頂葉の脳血流低下、ひいては脳機能の低下が描き出されていた（脳の血流低下と機能低下の関係については、第7章1で説明する）。疑いようのないかたちで、アルツハイマー型認知症の所見が示されたのである。この画像には、私自身が驚いただけではなく、A氏の奥様も目を見張っていた。

何ヵ所かの病院で「異常ありません」と言われてきたその脳に、明白な異常所見が認められたのだ。夫の病気が〃何かに取り憑かれたような〃つかみどころのない心の病ではなく、画像によ

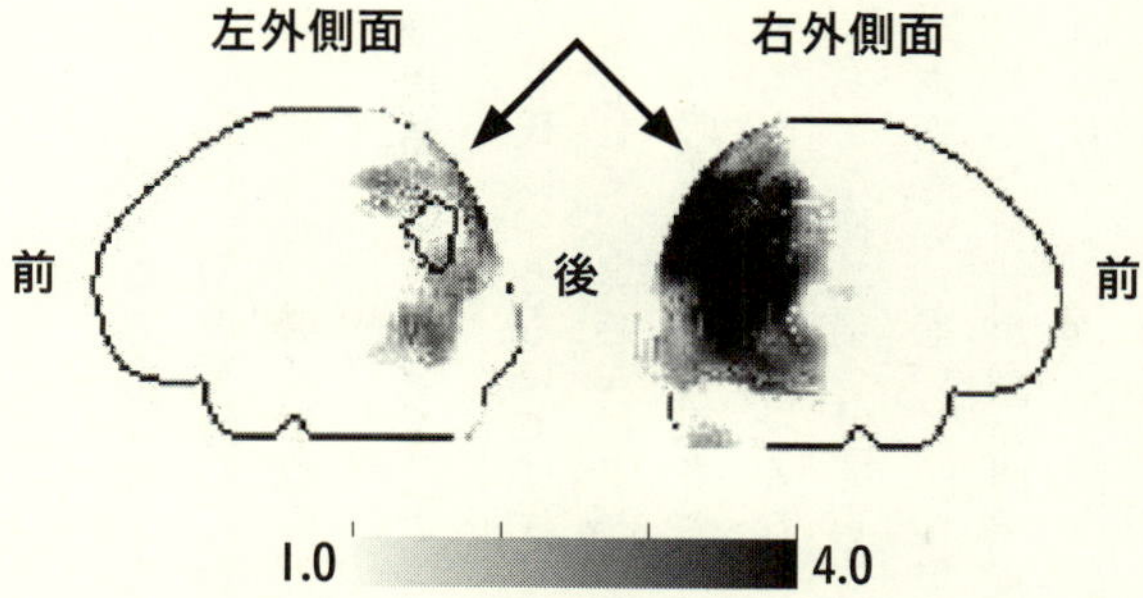

図1－3　アルツハイマー型認知症の脳SPECT像　A氏（60代前半の男性）の左右の脳を横からみたもの。黒く塗られている部分（→で表示）が脳血流量の低下を示している。両方の頭頂葉で脳血流が低下しているようすは、典型的な若年性アルツハイマー型認知症のパターンである。CT、MRI検査は形態の異常を映し出すが、脳SPECT検査は機能の低下を診断できる点に特徴がある。

って脳機能の低下が映し出される「脳の病気」であることを知って、どこかほっとしたようだった。

A氏の診断は、典型的な「若年性アルツハイマー型認知症」であった。新しいことを覚えられない「記憶障害」、自分の置かれた状況を自分で了解できない「見当識《けんとうしき》障害」、そして頭頂葉の広範囲な障害を原因とする「失認と失行」――この三つを同時に示す病気が、アルツハイマー型認知症である。

私は早速、アルツハイマー型認知症の薬（ドネペジル）による治療を試みた。副作用の吐き気が若干認められたが、A氏はがんばって薬を服用し続けた。はっきりとした症状の改善が得られたとは言えなかったが、ゴミ出しや犬の散歩などはある程度できるようになった。

認知症にともなう症状を、客観的な脳機能イメージング画像から説明できることは、今や広く知られている。脳SPECT検査は、それを一般病院において可能とした点で大きな意義がある。医学的な専門知識をもたない患者さんやその家族の方々が、認知症の病変の広がりや程度を自分の目で画像を通して把握できる。医師だけが考察し、推測してきたミステリアスな認知症という病気を、広く一般の方々と一緒に確認できるようになったのである。

▼換気扇？　カンキセン？——ある日突然、言葉の意味を失って

B氏は、ともに七〇代になる妻と二人で、もう数十年間、一緒に暮らしてきた。愛煙家のB氏に対して、奥さんはタバコが嫌いである。B氏が家の中でタバコを吸う際には、換気扇をつけてから吸うように約束させられていた。約束はしていても、ときに換気扇をつけずにタバコに火をともしてしまう。そんなとき、すかさず奥さんの声が飛ぶ。

「あんた換気扇つけてよ」

「ああ悪い、悪い。今つけるから」

こんな会話が長い間、繰り返されてきた。ところが、ある日……「あんた換気扇つけてよ」、いつものようにこう言った奥さんに向かって、B氏は真顔で答えた。

「カンキセンって何だ？」

奥さんの体が一瞬こわばった。これまで何度も繰り返されてきた会話、「カンキセン」という言葉、それが突如として理解されなくなったことに、ただならぬ不安を覚えた。同時に、ここ数年、夫の物忘れが目立ってきていたことを思い返した。約束を忘れる、財布がなくなったと大騒ぎする……。こうして、病院を受診することとなった。

日常会話はスムーズで、身体に異常所見は見当たらない。記憶や知能などを簡単にチェックできる「ミニメンタルステート検査」（簡易知能検査、巻末資料1参照）では、三〇点満点中の二二点と軽度な知能低下が認められた。「記銘力」は良好で、ふつうの認知症とは異なっていた。図形を模写する能力、文章の音読、指示されたことを実行する力も正常であった。

言葉に関する能力を検査する「標準失語症検査」（第8章2参照）で、言葉の理解や短文の理解、漢字・言葉の書き取りなどの能力が落ちていることが判明した。「ケイコウトウ（蛍光灯）」や「ツマヨウジ（爪楊枝）」などの単語を聞いた後に復唱はしっかりできるが、言葉の意味がわからないことが特徴的であった。

診察と神経心理学的検査から得られた結論は、B氏が「語義失語」（意味失語）という失語症をともなった認知症の初期ではないか、という診断だった。「語義失語」とは、音声としての言葉の受け止めはできるが、その意味を理解できなくなった状態を指す。

▼「言葉の意味がわからなくなった脳」の画像

B氏の脳SPECTでは頭頂葉と左側頭葉に血流低下を認め（図1－4）、それらの部位の脳の働きが低下していることが示唆された。左側頭葉は、言葉の意味を理解する役割を担う部位である（第1章2参照）。この部位が病気で侵されると、言葉を理解できなくなる「感覚性失語症」という症状が現れる。「語義失語」は、感覚性失語症の一つのタイプである。

B氏のSPECT画像（図1－4）をよくみると、「ある一部分」を避けるかのように左側頭葉全域の血流低下が認められる。この「ある一部分」は、「感覚性言語中枢」（耳から聴いた言葉を受け止めて理解する部位）と呼ばれる領域に一致している（点線の矢印で表示）。

それ以外の側頭葉の脳血流は低下している。言葉の意味を理解できないB氏だが、音声としての言葉の受け止めはできていた（「換気扇」と言われて「カンキセン」と反復する）。音声としての受け止めはできるが、意味の理解は失われるというふしぎな症状は、左側頭葉のほぼ全域の機能が低下しているにもかかわらず、感覚性言語中枢が温存されているために起きたのではないか――。脳SPECTによって「語義失語」の病態の一端を把握できたのではないか、そう思われた。

B氏は、言葉の理解の低下をともなった初期のアルツハイマー型認知症と診断された。両方の

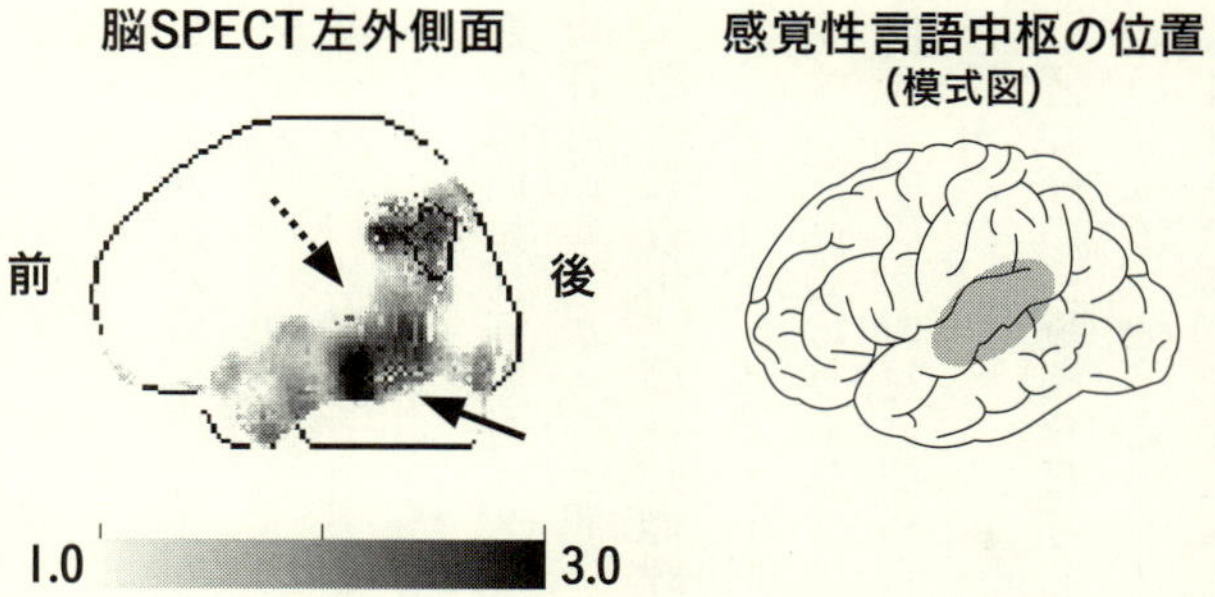

図1-4　失語症(語義失語)をともなったB氏の脳SPECT像　左の脳を横からみたもの。側頭葉と頭頂葉に脳血流の低下が認められる(黒い部分、→)。左側頭葉では、一部(ちょうど感覚性言語中枢に相当、点線→で表示)を避けて機能低下が認められ、模式図で示した感覚性言語中枢(アミカケ部)に一致する。言葉の復唱ができるのは、この部分が温存されているためと推測された。それ以外の側頭葉全域が機能低下を示し、言葉の意味は理解されない。

頭頂葉にも明瞭な脳血流低下を認めていたためである。ドネペジルの投与と、言語のリハビリテーションが開始されたが、症状は改善せず、ゆっくりと進行している。

▼凍てつく夜に

冷え込みの厳しい年末の夜、初老の男性・C氏が緊急入院してきた。

料金を滞納したことで電気やガスを止められ、灯油も底をついた冷え切った室内で倒れていたという。意識はややぼんやりとしており、しばらく食事をしていないようだった。

しかし、肺炎などの病気が発症しているようすはなく、点滴を受けて食事をとり、暖かいベッドで眠ると、数日で健康を回復した。病状としては退院可能であったが、自宅は住める状況になく、年が明けると一般病室からリハビリテーション病棟に移っていただいた。

看護師やケアワーカーは、その日のうちに「何か変だ」と気がついた。病棟ホールの共用テレビを一人占めにしてしまう、食事のときに隣の患者さんの分まで取って食べてしまう、必ず同じイスに座り、毎日似たような行動をとる、食事を運ぶワゴン車が到着すると真っ先に近づいてお盆を取る、注意すると引きさがるが、すぐにまた同じようなことを繰り返す……。

診察してみると、身体面に際立った所見はないが、同じ言葉（「それがどうしたってわけ？」）を短い時間に何回も発する姿が異様だった。年齢を聞くと「それがどうしたってわけ？」、今日は何月何日ですか？と聞いても「それがどうしたってわけ？」と同じフレーズを繰り返すのだ。

「改訂長谷川式簡易知能評価スケール」（以下「改訂長谷川スケール」、巻末資料1参照）では三〇点満点中の一七点、日時や今いる場所についての認識に乱れがあり、三つの単語を数分後に再生する記銘力の検査はまったくできなかった。一方で、図形模写や言語理解には問題がない。脳MRIで異常所見は認められなかったが、「前頭側頭型認知症」（第2章3参照）という病名が思い浮かんだ。

認知症の治療薬を投与してみたが、効果を認めなかった。しばらくすると退院を強く主張するようになり、ときどき行方不明になった。自宅の状況（電気がいつ復旧するかなど）を説明しても理解されず、だんだんと怒りの表情を示すようになっていった。電気やガスが復旧し、自宅の清掃などがすむと、C氏はやがて退院していった。半年ほど外来通院をしていたが、「なぜ病院に来なければならないんだ」と公然と怒りをあらわにして通院は途絶えた。

それから二年後、C氏はふたたび来院してきた。重度の貧血があり、緊急入院となった。貧血は、長期間食事をとらず、スナック菓子などを食べていたために鉄分が不足した結果だった。鉄分を摂取すると、貧血は急速に改善した。

「すぐに怒り出す」症状はなくなっていたが、「同じことを繰り返す」「他人の物を自分の物のように使ってしまう」などの症状は悪化しており、改訂長谷川スケールは八点まで低下していた。日常生活を送る能力はほぼ喪失しており、今後をどうするか悩んだ結果、家族が精神科の病院を希望して、転院していった。

▼「万引きする脳」で起こっていること

C氏に下した診断は、「前頭側頭型認知症」である。前頭側頭型認知症と表現される病気にはいくつかのタイプがあるが、そのうち従来は「ピック病」と呼ばれてきたタイプの疾患は特徴ある症状をみせる。

——同じ行動を繰り返す。たとえば、甘いお菓子を際限なく食べ続ける。お菓子がなくなると買いに行ってまた食べ続ける。同じ場所を何回も歩き回る。同じ言葉を発し続ける。「繰り返し

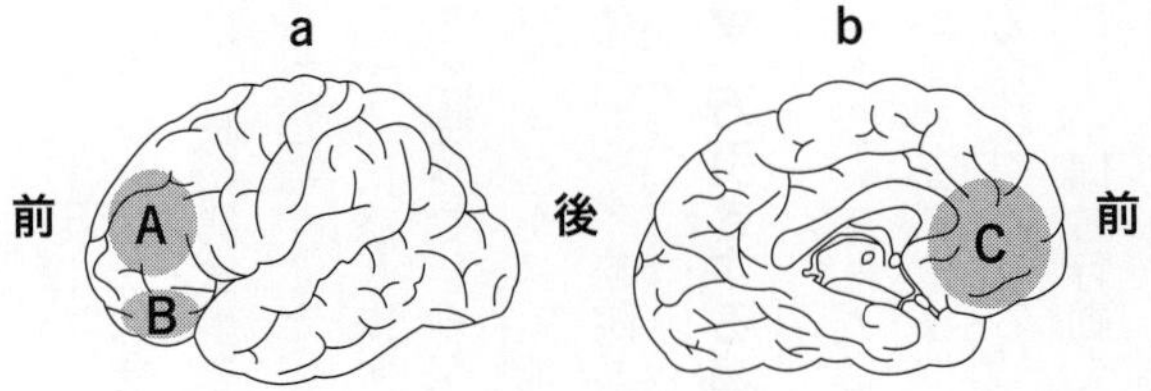

図Ⅰ－5　前頭連合野（前頭前野）の三つの領域　aは大脳の外側を、bは大脳の内側を示す。A：外側面（知能）、B：基底部（理性）、C：内側面（共感と社会性）などの機能を有すると考えられている。

行動」「常同行動」などと呼ばれるものだ。

――毎日、同じような時刻に同じような行動をとる。同じ道を歩き、同じイスに座る。デイサービスでの帰り支度の開始が三〇分遅れると、とたんに不機嫌になってしまう。「時刻表的行動」などと呼ばれている。

――周囲の人を平然と無視する行動をとる。診察中にプイッと立ち上がり、診察室を出て行ってしまう。廊下を数分間、歩き回ったあとに戻ってきて、「先生、こんにちは」などと言う。「立ち去り行動」と言われる。

――秩序やルールなどを平然と無視して行動する。他の人が列をつくって順番にバスに乗車している際にも、平然と割り込んで乗ろうとする。ゴミ出しのルールを守らない。お店で気に入ったものがあると、持って帰ってきてしまう。それが食べ物なら、その場で食べてしまう。見つかれば万引きということになる。「脱抑制的行動」などと呼ばれるものだ。

これらの症状の大部分は、前頭葉の機能低下として説明される

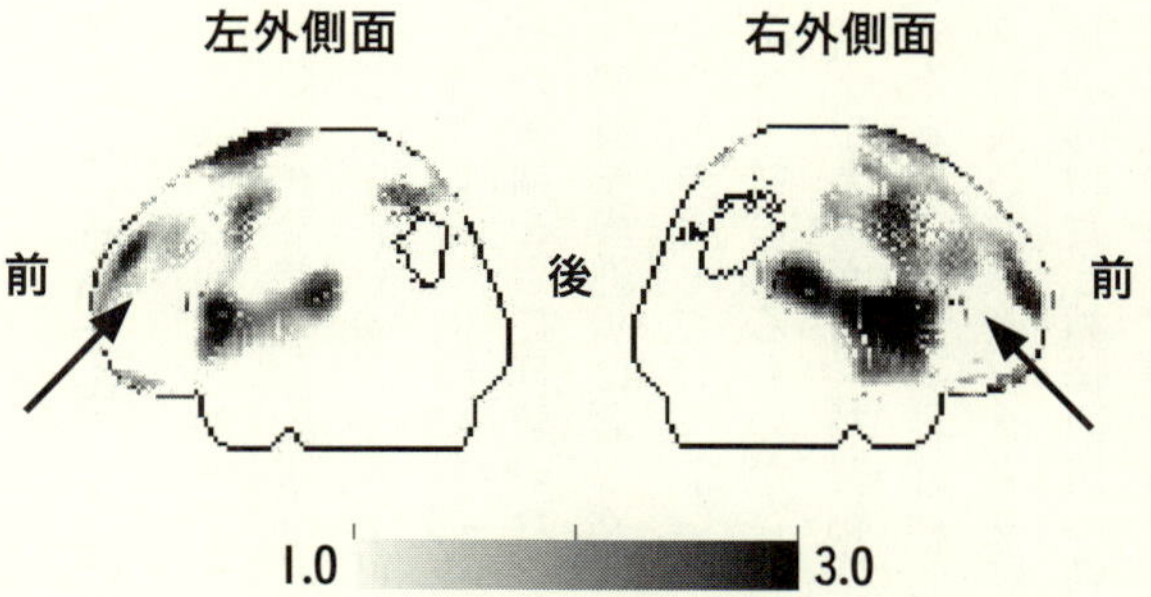

図1－6　前頭側頭型認知症(ピック型)の脳SPECT像　前頭葉を中心に血流低下が起きている(→)。

(第4章2参照)。前頭葉の中の「前頭連合野」(前頭前野)と呼ばれる部位では、きわめて大切な働きが営まれている。

図1－5に示すように、前頭連合野は三つの部分に分かれて機能している。前頭葉基底部(図1－5のB)は「理性の座」と言われ、感情や欲望のコントロール、不適切なことを我慢する機能をもつと考えられている。この部分が障害されると、脱抑制的行動を起こす。

前頭葉内側面(同C)は、周囲の人や物事への共感を示したり、社会性の保持などの機能を担うと考えられている。「人の心の痛み」を理解するのも、この部位の働きである(第4章2参照)。

前頭側頭型認知症の不可解な症状は、前頭連合野の障害として解釈できるようになってきた。C氏のMRI所見は異常を示さなかったが、脳SPECT像(図1－6)では左右両方の前頭葉の脳血流低下、ひいては脳機能低下が証明された。

▼脳という小宇宙——研究の新時代が始まった

三人の認知症患者のケースを取り上げ、その方々が示した症状や行動の異常を、現代の脳科学や臨床神経学でどのように説明できるかをみていただいた。

認知症患者の、一見不可解にみえる言動の異常は相当程度、脳科学の知見で説明できるようになっている。同時に、症状の源泉となる脳の病態を、画像などで確認できるようになってきた。その一端を、ご理解いただけたことと思う。

脳科学の進歩は著しく、従来の常識を覆しながら日々、発展を続けている。脳に関する代表的な新知見としては、これまで減少する一方と考えられてきた脳の神経細胞（ニューロン）の中に、新生・増殖するものが存在することが発見されたことがある（第3章参照）。

学生時代から「神経細胞は新生しない。生まれながらの神経細胞が終生働き続ける」と学んできた私は、海馬の神経細胞が成人期においても新たに生まれているという学説が発表されたとき、大いにショックを受けた。人間の心や感情、気分といった〝とらえどころのないもの〟が、化学的物質と神経回路の動きで説明されようとしていることも驚きである。

喜び、怒り、悲しみなどが、神経伝達物質の作用によって解明されつつある。記憶力をよくする夢の新薬でさえ、現実的に研究されている。生きている人間の脳の活動状態や物質代謝（酸素やブドウ糖、アセチルコリンなどの物質が脳の中でどう動いているか）が画像で表示できる技術にも感動する。さらには、社会脳科学と呼ばれる分野において、人の心の動きを脳の働きから解明する研究が行われている。

こうした時代にあって、国民的な関心事とも言える認知症について、脳という小宇宙のメカニズムから改めて考えてみることはきわめて有益だろう。「脳からみた認知症」の世界へもう一歩深く分け入っていくに際して、まずは脳のしくみと働きについて簡潔にまとめておきたい。脳と認知症を理解するためには、脳に関する知識が不可欠だからである。脳についての基礎知識をすでにおもちの方は、次節を飛ばして第2章に進んでいただきたい。

2　脳のしくみと働き——認知症を理解するために

▼大脳を外側からみる

手術時に頭蓋骨を取り除くと、まずみえるのは「大脳皮質」と呼ばれる部位である。現れた脳

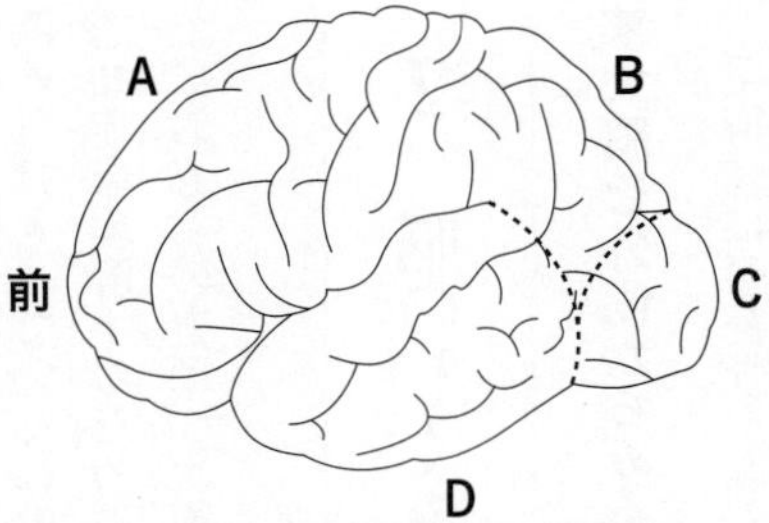

図1－7　大脳皮質の概観図　前頭葉（A）、頭頂葉（B）、後頭葉（C）、側頭葉（D）。

は淡い黄色みを帯びてやわらかく、豊富な血管の脈拍に一致して拍動している。大脳皮質は、神経細胞（ニューロン）の集まりである。脳の表面に境界のようなラインはないが、「脳溝」と呼ばれる溝によって区分され、各部位ごとに脳の働きは異なっている。

　脳を左側からみると、図1－7のようにみえる。大きく分けて「前頭葉」（A）、「頭頂葉」（B）、「後頭葉」（C）、「側頭葉」（D）の四つに区分される。

　頭頂葉には、痛い、熱い、冷たいなどの感覚情報が集まっている。感覚には、しびれ感、揺れや傾き、形や硬さ・やわらかさ、重さを感じる感覚（深部感覚、複合感覚）も含まれ、全体として「体性感覚」と呼ばれる。頭頂葉は、これら感覚情報を統合・処理し、人や物事の識別、空間の把握、計算など、「高次脳機能」と呼ばれる機能を営んでいる。

　認知症では、前頭葉と並んで主役を演ずる部位である。頭頂葉の担う機能は、認知症を理解するうえできわめて重要であり、次項で詳しく述べる。

　後頭葉には、目から入る視覚情報が集まる。後頭葉は、第一次視覚野から第五次視覚野までの五つの領域に分かれ、形や色、動きの把握など視覚情報の処理をしている。第四次視覚野は色を認識するところで、ここが障害されると色の判別ができなくなる。動きを認知する部位である第五次視覚野が障害されると、動くものを認識できなくなる。歩いている人はみえなくなり、その人が立ち止まるとみえる、というふしぎな現象が生じる。

側頭葉は、耳から伝えられた音声情報を受け止めて処理する部位である。同時に、側頭葉は言葉を理解する部位でもある。人には、右利きとか左利きといった利き手があるが、利き手が右の人では左に言語の中枢があり、言葉の理解を左の側頭葉が行っている。利き手が左の人では、言語中枢が右にある可能性が五〇％、左にある可能性が五〇％と、ちょうど半々になっていると考えられている。言語中枢のある側を「優位側大脳半球」と呼ぶ。頭頂葉、後頭葉、側頭葉の三つの領域は、さまざまな情報を集め、統合して処理している。

前頭葉は、これら三領域が統合・処理した情報に基づいて、思考や判断、推測や抽象化といったさらに高次な活動を営む。共感や感動、理性的な判断といった、いわゆる「心」の働きを生み出す部位でもある。認知症に関わりの深い前頭葉の「知性と心」に関する解説は、第４章２「理性と大脳皮質」で行う。

前頭葉はまた、身体に運動を指示する部位でもある。手を動かす、字を書く、立つ、歩くなど、あらゆる運動の指令は前頭葉から発せられる。優位側（通常は左側）の前頭葉には、言葉を発する中枢（運動性言語中枢）がある。

▼頭頂葉の働きがうまくいかなくなると――失認と失行

頭頂葉の障害は、「失認」と「失行」に代表される。この両者はいずれも、ややわかりにくい症状である。人は目でみて、手で触って対象を認識する。目も手も正常に働いていながら、脳機能障害のために対象をうまく認識できない状態を「失認」と呼ぶ。

――日常用いている物品をみても、それが何かわからない「視覚失認」。

――目でみている風景（空間）の内容を認識できない「視空間失認」（街並をみたとき、いろいろな建物が同じにみえてしまう「街並失認」もその一つ）。

――左右がわからなくなる「左右障害」。

――自分の体の部位がわからなくなる「身体失認」（自分の腕が自分のものだと感じられないなど）。

――手の指がわからなくなる「手指失認」（足の指もわからない）。

などが認められており、ほとんどの症状が頭頂葉と後頭葉の障害に起因している。

一方の「失行」は、手足に運動障害がないにもかかわらず、行うべき動作や行為ができない状態を指す。

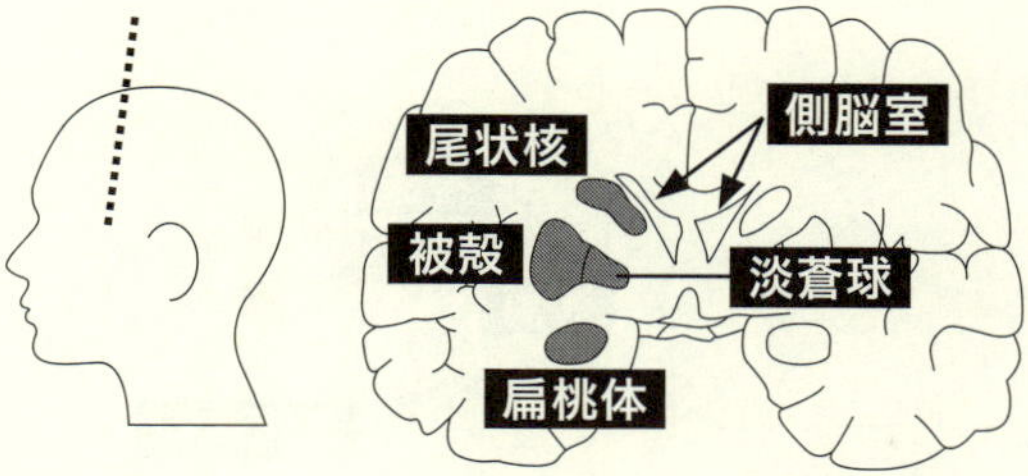

図1－8　顔面に平行にスライスした脳の断面①　点線に沿ってスライスした断面を示す。大脳基底核と扁桃体をみたもの。大脳基底核には尾状核、被殻、淡蒼球などがある。扁桃体は側頭葉の奥に存在する。

——服を着ることができない「着衣失行」。

——簡単な図形の模写ができない「構成失行」。

——マッチで火をつける、箸ではさむなど、物を使うことが困難になる「観念失行」。

——手の指でキツネやチョウなどの影絵をつくる動作ができない「観念運動失行」。

日常生活における行動がぎこちなく、失敗が多く認められるときには、失認や失行が背景にあることが多い。

▼脳の中をみる①——大脳基底核・視床・視床下部

脳を、顔面に平行にスライスしてみよう。

図1－8、図1－9に示すように、脳の表面から深部までが一望できる。最も外側の表面が大脳皮質で、その下側にさまざまな形の構造物がみえる。「大脳基底核」「視床《ししょう》」「視床下部」と呼ばれる部位である。脳の中心部には「脳室」と言われる空洞が広がり、「脳脊髄液」という無色透明な液体が

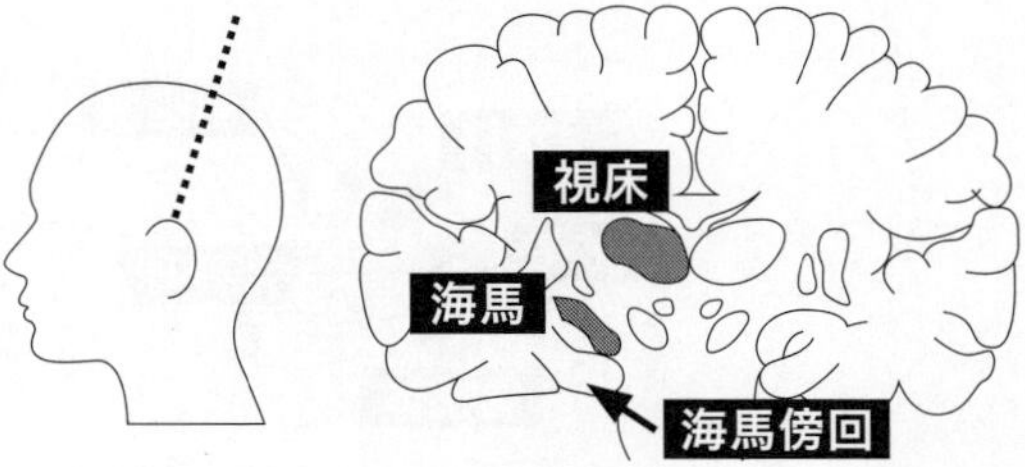

図1－9　顔面に平行にスライスした脳の断面②　視床と海馬がみられる。海馬に隣接する大脳皮質は、「海馬傍回」と呼ばれる。

溜まっている。

神経細胞が多数集まっている部位を「神経核」と呼ぶ。大脳基底核は神経核が多数集まっている部位で、前頭葉から運動神経を中継して、脳幹や脊髄に向けて情報を流している。主な大脳基底核には、「尾状核《びじょうかく》」「被《ひ》殻《かく》」「淡蒼球《たんそうきゅう》」「側座《そくざ》核《かく》」などがある。

尾状核と被殻は、体で覚える記憶（自転車に乗る、楽器を弾くなど）の保持に重要な役割を担っていると考えられている。淡蒼球と側座核は、「やる気を起こす意欲の中枢」ではないかと推測されている。余談だが、ある予備校の宣伝パンフレットに、「わが校の教育方法の特徴は側座核を刺激し、勉強のやる気を起こすことです」などと書かれていて驚いたことがある。

認知症に関わりの深い「アセチルコリン」という化学物質（神経伝達物質）は、大脳基底核の一部で分泌されると考えられている。大脳基底核は小さなものを含めると膨大な数の神経核から成り立っており、その機能は多彩で未解明な部分も多い。

視床には、匂い（嗅覚）を除くすべての感覚情報が中継されており、後述する「前頭葉システムサーキット」（第4章2参照）の一部を形成している。左右両方の視床が侵されると、知能や理性といった前頭葉機能の低下に結びつく（「視床性認知症」と呼ばれ、脳梗塞などに合併して発症する）。

視床下部（図1－10、図1－11）には、生きていくうえで大切なしくみが満載されている。満腹感を感じる部位（満腹中枢）、空腹感を感じる部位（飢餓中枢）、喉の渇きを感じる部位、睡眠をコントロールし、生活のリズムをつくり出す部位（睡眠中枢）、体温をコントロールする部位などが存在する。

各種のホルモン（生理活性物質）を分泌するのも、視床下部の役割である。視床下部はまた、環境の変化にかかわらず、ヒトの体の恒常性を保つ働きも担っている。

図1－10や図1－11には、「脳下垂体」と呼ばれる構造物が視床下部からぶら下がるようにみえている。脳下垂体からは、体の成長を促すホルモン（成長ホル

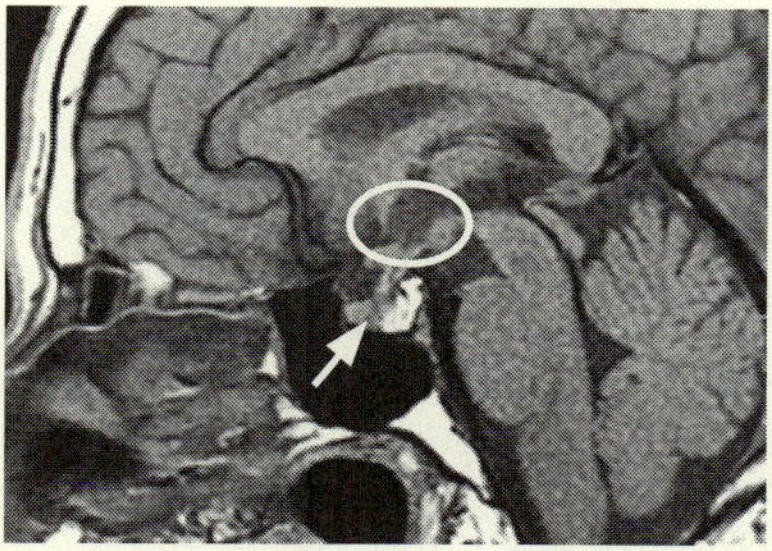

図1－10　視床下部と脳下垂体　脳を正中線上で左右に分割した断面画像。視床下部（白い楕円）から脳下垂体（→）がつながっている。脳下垂体ホルモンは、視床下部ホルモンによってコントロールされている。

モン）、生殖機能を働かせるホルモン（性腺刺激ホルモン）、体の代謝を促進するホルモン（甲状腺刺激ホルモン）などが分泌されているが、視床下部からは脳下垂体のホルモンを調節するホルモンが分泌されている。

不意の出来事に驚くと脈拍が上がり、緊張すると冷や汗をかき、怒ると血圧が上がるのは、誰もが日常的に経験する身体反応である。これらから明らかなように、精神状態の変化は身体の変化を引き起こす。心の状態を体の症状として転換するしくみの一つが、視床下部である。別の言い方をすれば、視床下部を通して、人の心と体は結びついている。

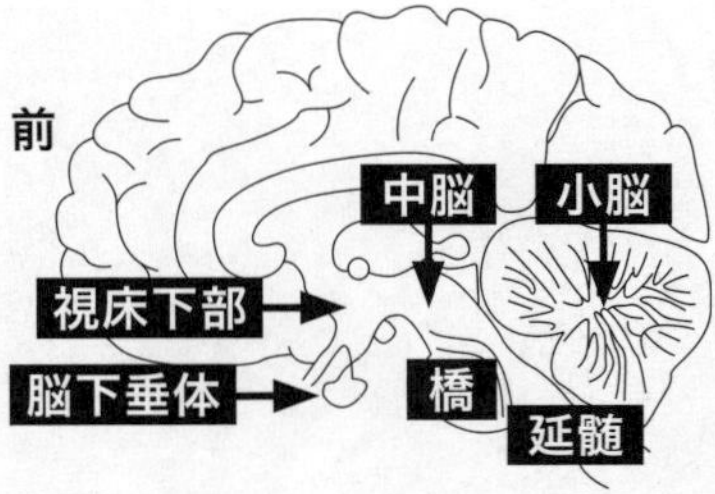

図1－11　脳幹と小脳　脳を正中線上で分割し、内側からみたもの（図1-10を模式図にしたもの）。脳幹は、上から中脳、橋、延髄と連なる。後方に小脳が存在する。

認知症は、このように重要な視床下部の働きにも変化をもたらす。認知症患者の日常では夜と昼が逆転し、夜間になると興奮して徘徊などを始めることが多く、睡眠中枢機能の低下を背景に起きる症状であると考えられている。空腹感と満腹感の感じ方も病的に変化し、食欲低下や過食、好き嫌いの変化などが生じる。認知症とホルモン異常の関係は、まだよくわかっていない。

▼脳の中をみる②――扁桃体と海馬、大脳辺縁系

側頭葉の内部には、認知症と関わりの深い「扁桃体」と「海馬」がある。

扁桃は木の実のアーモンドの意味で、ほぼ同じ形と大きさで左右に一つずつ存在する（図1－8、103ページの図4－1）。扁桃体はたくさんの神経細胞の集まりで、人間の本能、怒りや不快感などの感情と関わる働きをしている。扁桃体が侵されると、恐怖を感じなくなったり、性的欲求が病的に高まることが知られている。認知症でもしばしば侵される部位で、認知症の病的言動の原因となっている。

海馬は、ギリシャ神話に出てくる架空の動物の名前で、タツノオトシゴに似た形をした器官である。横からみると野菜のキュウリのような形をしていて、脳室（専門的には「側脳室下角」と呼ばれる部位）の中に寝そべるように位置している（図1－9、88ページの図3－1）。

海馬は記憶に関わる部位で、認知症においてもたいへん重要である。認知症の診断のために脳の検査（CT検査やMRI検査）をする際には、「海馬に異常がないか」「縮んでいないか（萎縮がないか）」が、必ずチェックされている。

海馬に隣接した大脳皮質も記憶機能と深い関わりをもっており、「海馬傍回《ぼうかい》」（「回」は、大脳皮質の一区画を指す呼称）と呼ばれている。記憶の情報は海馬傍回から海馬へ入り、海馬で情報

処理をされたのちに、ふたたび海馬傍回に戻って側頭葉全域へと広がっていく。長い期間にわたって覚えている記憶（長期記憶）は、側頭葉で保持されていると考えられている。

扁桃体を含む大脳の下方の部分（解剖学的名称では、側頭葉内側面、前頭葉内側面、前頭葉基底部、海馬、視床下部など）は「大脳辺縁系」と呼ばれ、人間の感情と、感情に基づく行動（「情動」と呼ぶ）をコントロールする部位として知られている。

▼脳の下方をみる――脳幹と小脳

ここまでに説明した部位が大脳である。この大脳の下には、「脳幹」と「小脳」が連なっている（図1-10、図1-11）。

脳幹は、親指ほどの太さで細長い形をしており、上から「中脳」「橋」「延髄」と続いて、「脊髄」につながっている（視床や視床下部を脳幹に含めることもある）。脳幹の中には、大脳からの神経線維が走り、小脳や脊髄と連絡を取っている。たくさんの神経核が集まった脳幹は、呼吸や意識（睡眠や覚醒）の調節を行う部位で、命に直結する活動をしている。

中脳は、パーキンソン病（筋肉が硬くなり、ふるえが起きる病気）の生じる部位である。脳幹が激しく損傷されると意識は昏睡状態となり、呼吸は止まる。また、食物をゴックンと飲み込む働き（嚥下《えんげ》）も、脳幹（延髄）でコントロールされている。延髄が障害されると飲み込みができなくなり、歯切れのよい発語ができなくなる。

脳幹の中では多くの神経伝達物質がつくられ、神経回路を経て脳内へと広がっていく。セロトニンやノルアドレナリン、アセチルコリン、ドパミンなどで、ヒトの心や感情と関わりの深い神経伝達物質が多い。

小脳は、大脳の下で脳幹の後ろ側にあり、運動に関連した働きを担っている。自転車に乗ったり、スキーやスケートをするとき、練習を繰り返していったん覚えてしまうとスイスイできるようになる。この「意識しないでスイスイできる」運動能力が、小脳の働きによって支えられている。また、小脳は体のバランスを保つ働き（平衡感覚）も果たしている。小脳を損傷すると、まっすぐ歩くことができず、ふらついて倒れてしまうなどの症状が現れる。

＊

以上、大雑把ではあるが、脳の形と働きを説明してきた。本書を読み進む中で、わからない言葉が出てきたり、解剖学的な構造で迷ってしまったりしたときには、図を含めて再確認していただければ、理解が進みやすいだろう。

第2章 認知症とはどういう病気か

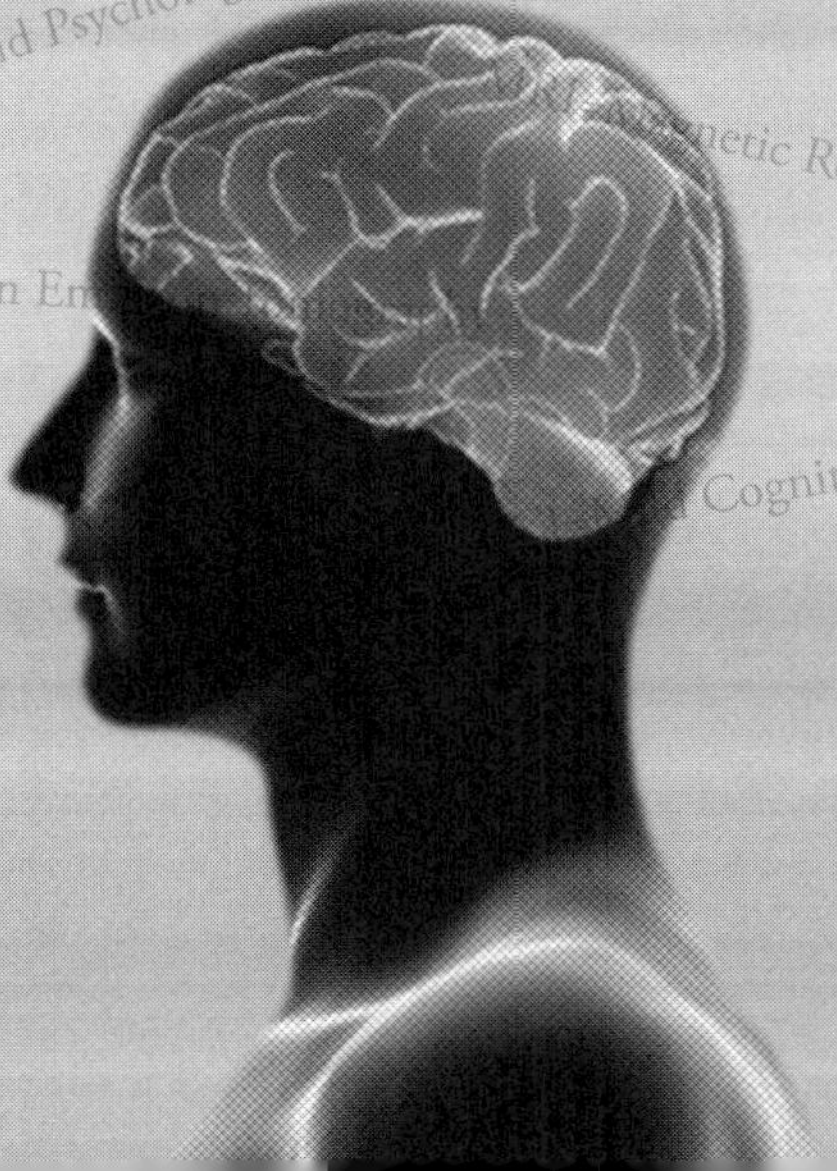
WAIS-R=Wechsler Adult Intelligence Scale-Revised
SSRI=Selective Serotonin Reuptake Inhibitors
ROT=Reality Orientation Training
FAB=Frontal Assessment Battery at bedside
BPSD=Behavioral and Psychological Symptoms of Dementia

認知症を予防するには、まず認知症を理解する必要がある。認知症は一つの病態ではなく、たくさんの病気の集合体に対してつけられた名称である。

本章では、代表的な認知症について説明し、後に続くこの病のふしぎをめぐる旅の準備を整えることにしよう。

1　認知症の実態

▼七〇以上の病気の〝集合体〟

認知症とは、いったんは正常に発達した知的能力が、成人期に何らかの原因（疾患や事故など）によって障害され、記憶障害や見当識障害（後述）、理解力低下などが生じたために、仕事や家庭生活に困難を来《きた》した状態を言う。

その原因となる病気には、最も有名なアルツハイマー型認知症をはじめ、七〇以上あると言われている（主なものを表2－1に示す）。認知症は単一の病気ではなく、共通の症状からなる「状態像」である。六五歳未満で発症した認知症を「若年性認知症」と呼ぶ。

病名	説明
アルツハイマー型認知症	認知症の６割を占める。記憶障害、見当識障害が目立ち徐々に進行する。薬による治療が可能となりつつある。
前頭側頭葉変性症 ①前頭側頭型認知症 ②意味性認知症	①ピック病と呼ばれてきた病気で性格変化が目立つ。②言葉の意味がわからなくなることが特徴。
レビー小体型認知症	幻視とパーキンソン症状が目立つ認知症。
血管性認知症	脳血管障害の後遺症として発症する。アルツハイマー型に次いで多い。記憶障害は不完全で抑うつがみられる。
アルコール性認知症	酒類の長期大量飲酒で発症する。他の認知症の悪化因子にもなる。攻撃性や暗示にかかりやすいことが特徴。
頭部外傷後認知症	転落事故や交通事故でなりやすい。脳挫傷の後遺症。
脳炎後認知症	ヘルペス脳炎やインフルエンザ脳症などの後に起こる。
特発性正常圧水頭症	歩行障害や尿失禁が目立ち、手術で治る可能性がある。

表2－1　代表的な認知症

認知症の基本的な症状は、次のようなものである。

①物忘れや新しいことを覚えられない「記憶障害」

②自分の置かれた状況がわからなくなる「見当識障害」

③目でみたものを正しく理解できない「失認」、手順通りに物事を実行できない「失行」、言葉を理解できない／話せない「失語」、判断力低下など

これらの各症状は、脳の障害そのものに起因するものであり、認知症の基本症状（中核症状、認知機能障害と言う）と呼ばれる。病気の始まりの時期か

ら末期まで、一貫して続く症状である。これらの基本症状をもつ病気を、その原因にかかわらず「認知症」と呼ぶ。

▼米国型の構成比に

認知症を引き起こす病気は、①原因不明で徐々に神経細胞（ニューロン）が衰えていく脳変性疾患、②脳梗塞や脳外傷など、脳の病気や傷害の後遺症、③ビタミンやホルモンが不足する病気、に分類できる（表2－1）。

❶原因不明で徐々に神経細胞が衰えていく脳変性疾患

アルツハイマー型認知症、前頭側頭葉変性症（ピック病、意味性認知症など）、レビー小体型認知症が代表的なものである。いずれも原因不明であり、ゆっくりと神経細胞が死滅していく病気である。狭義の「認知症」は、このグループを指すこともある。神経難病と呼ばれる病気（進行性核上性麻痺、皮質基底核変性症など）も多数含まれている。

❷脳の病気や傷害の後遺症

脳血管障害（脳出血、脳梗塞、クモ膜下出血）、頭部外傷（脳挫傷、頭蓋内出血など）、脳炎（ヘルペス脳炎、インフルエンザ脳症など）や脳腫瘍など、各種の脳疾患の後遺症として認知症が出現する。これらの病気は、急性期治療を終えていったん落ち着くと症状が回復することが多く、脳変性疾患が進行性であることとは対照的である。

「特発性正常圧水頭症」という疾患も重要だ。認知症と歩行障害が徐々に進行する病気で、手術によって回復する。長期多量飲酒による「アルコール性認知症」も増加しており、注目される。

❸ビタミンやホルモンが不足する病気

認知症とよく似た症状を呈する内科的な病気がある。ビタミンB_1欠乏症やビタミンB_{12}欠乏症、甲状腺機能低下症などである。見逃されると症状が悪化していくため、注意が必要だ。

各認知症の割合は、アルツハイマー型認知症が六割を占め、次に血管性認知症が二割と続いている。残りの二割を前頭側頭葉変性症やレビー小体型認知症、アルコール性認知症などが占めている。アルツハイマー型認知症の三割ほどは、脳血管障害を合併した「混合型認知症」と考えられている。すなわち、全体の二割弱が混合型認知症である。

米国（二〇〇九年時点）ではアルツハイマー型認知症が七〇%、血管性認知症が一七%、他のタイプの認知症が一三%とされている。日本の認知症は血管性認知症が多く、欧米とは構成比が異なると言われてきたが、現在では米国とほぼ同一の分布になったと推測されている。

▼アジアで急増する認知症

日本では、二〇一二年時点で三〇五万人の認知症の患者数は、二〇二〇年に四一〇万人、二〇

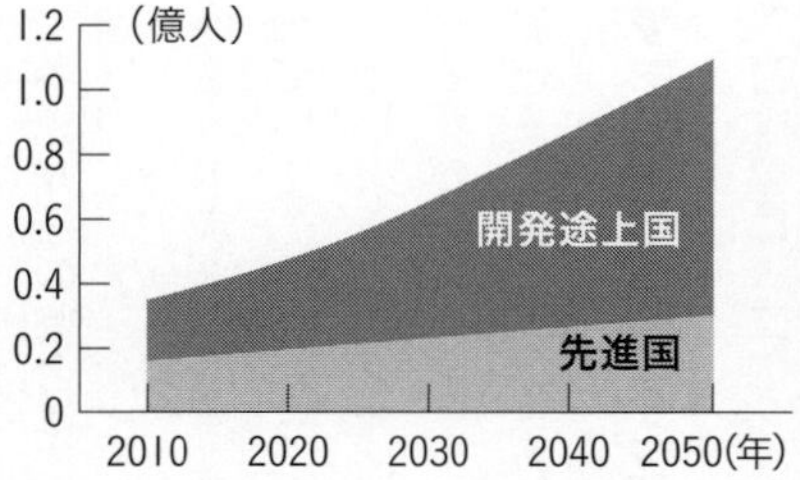

図2－2　認知症の増加予測（WHO）　2010～2050年にかけての40年間における認知症患者数の増加予測。全体では3倍に、先進国では2倍弱に、開発途上国では4～5倍に達する。

二五年には四七〇万人になると推計されている。現在、高齢者の一〇～一一人に一人が認知症であり、二〇二五年には高齢者の七～八人に一人が認知症になる見通しだ（二〇一二年八月に厚生労働省が発表した推計値）。一〇年前の推計値に比べ、患者数が顕著に増加していることは注目に値する。二〇四〇年代にピークを迎えた後は、徐々に患者数が減少すると考えられているが、これは団塊の世代が寿命を迎え、高齢者の人口そのものが減るためである。

地球的規模からみた認知症の実態は、どうなっているのか。認知症の増加は、高齢化が進む先進国独自の問題として考えられる傾向にあるが、本当にそうなのだろうか？

世界保健機関（ＷＨＯ）は二〇一二年四月に報告書を発表し、世界の認知症患者数は三五六〇万人で、二〇年後には二倍、四〇年後には三倍に達するとしている。図２－２に示すように、二倍程度の増加率となっている先進国に比べ、新興国（開発途上国）では四～五倍の増加率を見込んでおり、その急激な増加傾向に対して警告を発した。

これ以前にも、新興国における認知症急増の問題は指摘されてきた。世紀が改まった二〇〇一年時点で、認知症患者の六〇・一%が新興国に集中していたが、二〇一〇年には約六二%に、二〇二〇年には六四・五%に、二〇四〇年には七一・二%になると予想した研究報告もある。二〇〇一年からの四〇年間における認知症患者の増加率をみると、西ヨーロッパが二倍程度であるのに対し、ラテンアメリカや北アフリカ、中国、インドネシアなどの地域では四～五倍の増加率であると推測した報告などが発表されている。

二〇一二年春のWHOの報告は、認知症の急速な増加、特に新興国・地域（中国、インドネシア、中南米諸国など）における増加が著しいことを改めて確認し、その対策を今から準備することが急務であるとしたものだ。アジアにおける認知症の急速な増加は、日本にも大きな影響を与えるに違いない。

2　アルツハイマー型認知症

アルツハイマー型認知症は、認知症の中心を占める代表的疾患である。

二〇～三〇代で発病する「遺伝性（家族性）アルツハイマー病」、四〇～六〇代前半で発病する「若年性アルツハイマー型認知症」、それ以降に発病する高齢期のアルツハイマー型認知症がある。遺伝子異常については、遺伝性アルツハイマー病の原因遺伝子が明確になっているが、他のリスク遺伝子も研究されている（本章7参照）。原因は不明で、徐々に神経細胞が死滅していく病気である。

▼同じ物を何回も買って来る

記銘力障害と見当識障害が、初期の症状の中心である。

ある日に出会った素敵な人を、翌日に忘れてしまうようでは恋は始まらない。約束したはずのデートの日時や待ち合わせ場所を忘れてしまっては、相手にされない。

「記銘力」とは、日々の体験・事柄を適切に記憶していく能力である。宿泊したホテルの部屋番号を、宿泊している間だけ記憶しておく能力（チェックアウトすると間もなく忘れてしまう）、言付けを頼まれて伝達するまで覚えておく能力（これも、伝達してしまうと間もなく忘れる）などが記銘力の例である。アルツハイマー型認知症では、この記銘力が失われる。

——買い物の際、店に着いたときには何を買うつもりだったのか忘れている。

——その結果、同じ物を何回も何回も買ってしまう。

——外出した際、途中でどこに行くか忘れてしまい、そのまま家に戻ってくる。

――人と会話中に電話がかかってきて、電話に出てからふたたび会話に戻ると、何を話していたかすっかり忘れている。

――食事をして間もなく、「食事はまだか？」などと言う。

――財布や健康保険証などをどこにしまったか忘れてしまい、いつも捜している。

記銘力の低下は、日常生活においてさまざまな混乱を招いていく。

▼自分の置かれた状況を自覚できない

「見当識」とは、自分の置かれた状況を認識する力であり、時間的なこと（「今日は何月何日か？」など）、場所的なこと（「どこに住んでいるのか？」「どこを歩いているのか？」など）、社会的・状況的なこと（自分の置かれた境遇など）を了解し、自覚する能力である。「見当識障害」は自分に関する見当がつかなくなる状態を言う。

――定年退職して何年も経つにもかかわらず、「仕事に行く」と背広を着て出て行こうとする。

――（引っ越した後に）自宅にいるにもかかわらず、「家に帰る」と主張する。

――冷蔵庫に本や新聞をしまい、生ものを出しっぱなしにする。

――今がいつなのか、さっぱり理解していない。

――自分が何歳ぐらいなのか、理解できていない。

などの状態が、見当識障害の例である。アルツハイマー型認知症では、「時間に関する見当識」がまず失われることが多い。

自分が病気であることを自覚できない「病識の欠如」も、見当識障害の一つである。初期にはある程度保たれていることもあるが、周囲の人々が自分のことで戸惑いを覚え、困っていることには無頓着である。病識の欠如は、さまざまな困難をもたらす。家族が病院の受診を促しても応じない。「疲れているせいだ」などと、勝手に理由づけをしてしまう。医療知識をもつ人が認知症になった場合には、堂々と論陣を張って反論することもある。

また、「自分はふつうに問題なく生活できている」と思い込み、実際にそう主張することも多い。さまざまな指摘を受けた際に「健常であることを取り繕う」のも、アルツハイマー型認知症の特徴である。

病院で医師や看護師が目の前にいるときには、「健常者である」ことを演出する。薬の服用もデタラメで、生活も破綻しかかっているのに、「薬はきちんと飲んでます」「食事は自分でつくって三食食べています」「体調は最高で、困っていることは何もありません」などと語ることが多い。「健常者であることを装う」「その場の雰囲気に合わせて取り繕う」という態度には、十分に注意を払って対応する必要がある。

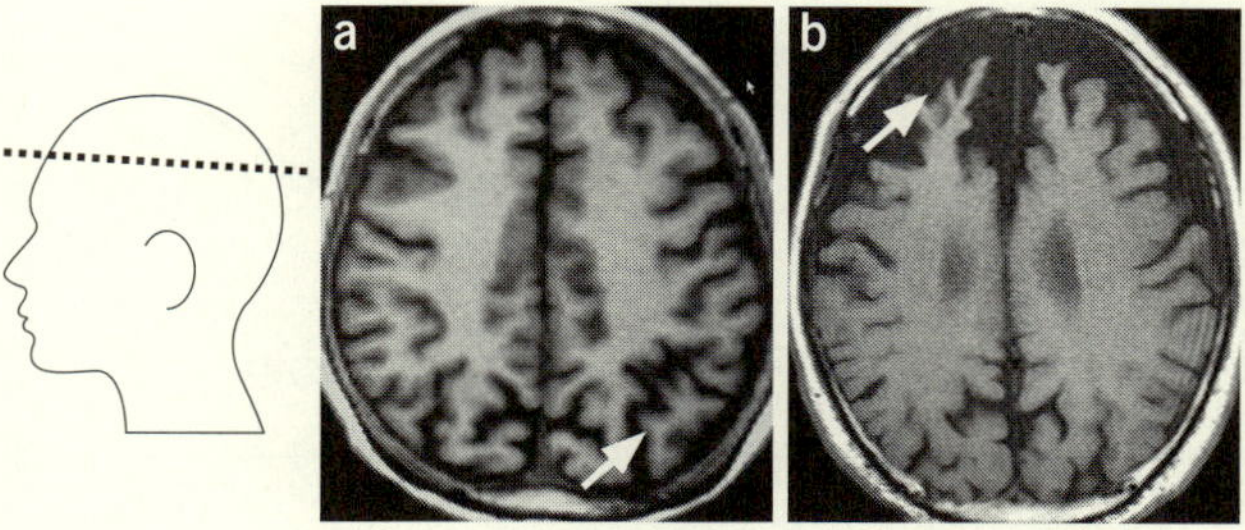

図2−3　代表的な認知症の脳MRI像　a：アルツハイマー型認知症。脳の後方部分（頭頂葉）が、前方（前頭葉）より萎縮することに特徴がある（→）。b：前頭側頭型認知症（ピック病）。脳の前方部分が、より顕著に萎縮する（→）。ただし、発病初期には萎縮は認められず、中期以降に萎縮が認められることが多い。

▼ネクタイを結べなくなる

若年性アルツハイマー型認知症では、目でみた風景を正しく理解できない「視空間失認」や手順通りに物事を実行できない「失行」という症状が、発病の初期から認められる（第4章2参照）。失認や失行は、頭頂葉の障害に由来する症状である。

「ネクタイを結べない」「プッシュフォンやファックス、ＡＴＭなどを上手に操作できない」「自動券売機で切符をうまく買えない」「自動改札機に切符を上手に挿入できない」などが、徴候として現れる。

第1章でも紹介したように、車のドアや家の玄関などの判別が困難となり、ドアの前で立ちすくむ、家の前に呆然と佇《たたず》むといったことも起きる。よく知っているはずの場所でも、風景の判別ができないために、どこを歩いているのかわからなくなってしまう。

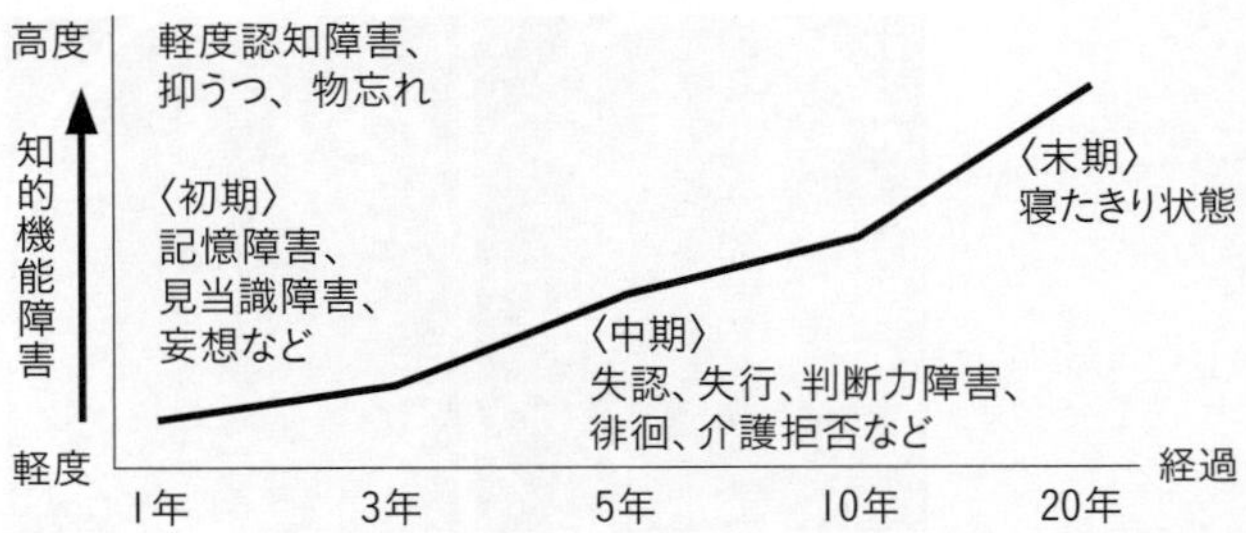

図2－4　アルツハイマー型認知症の経過

高齢期の認知症では、記憶や見当識の障害に遅れて失認・失行が認められるが、若年性アルツハイマー型認知症では病気の初期から現れる。五〇～六〇代前半でアルツハイマー型認知症が疑われるときには、この失認・失行に関わる症状に注目することで的確に病気を発見することができる。

街並の建物がみな同じにみえる（街並失認）、立体感の喪失、輪郭はわかるが構成要素が識別できない（顔の輪郭はわかるが、眼・鼻・口・耳などが識別できない）などの症状を示す。また、図形の模写が拙《つたな》くなり、時計の絵を描いて時刻を書き込むことが難しくなる。脳SPECT像では、頭頂葉の機能低下が血流低下として明瞭に観察される（21ページの図1－3）。初期には脳MRIでは異常を認めないが、進行すると頭頂葉に萎縮がみられるようになる（図2－3a）。

徐々に進行していくアルツハイマー型認知症は、発病から二〇～三〇年で体の動きや発語が消え、寝たきり状態へと移行する（図2－4）。死因は、肺炎や呼吸不全であることが多い。

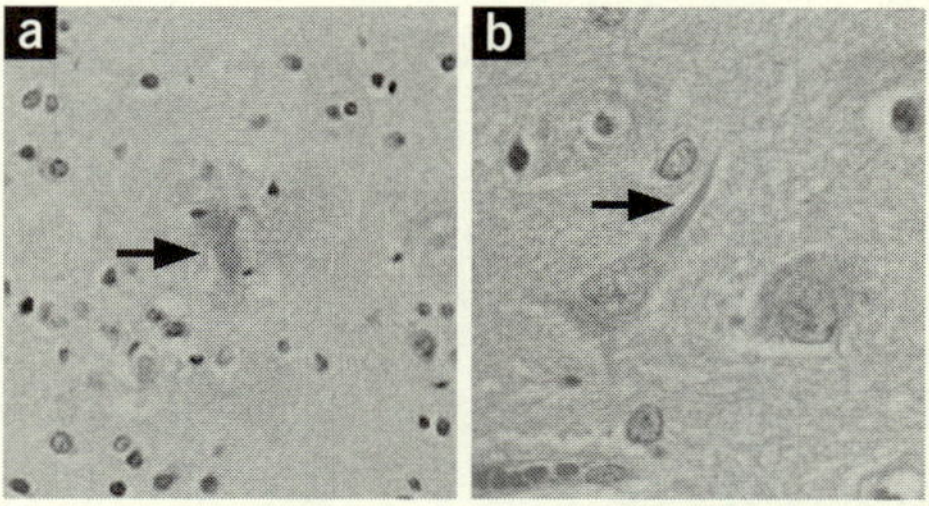

図2－5　老人斑と神経原線維変化（脳組織を顕微鏡で観察したところ）　a：老人斑（→）、b：神経原線維変化（→）。肺炎で死亡した77歳のアルツハイマー型認知症（軽度）の患者の脳で観察された。

▼薬による治療が可能に

アルツハイマー型認知症の原因は不明である。「アミロイド-βタンパク」という異常なタンパク質が脳内に現れ、神経細胞の周辺に沈着することが特徴である（「老人斑」と呼ばれる。図2-5a）。

しかし、脳内に溜まったアミロイド-βタンパクを薬で除去しても認知症は進行するという研究が発表され、アミロイド-βタンパクが認知症の原因である可能性は低くなった。最近では、アミロイド-βタンパクが凝集する前の段階（「オリゴマー」と呼ばれる）が最も神経毒性が強く、このオリゴマーが神経細胞を侵す原因ではないかと注目されている。

アルツハイマー型認知症では、老人斑とともに「神経原線維変化」（図2-5b）と呼ばれる異常が神経細胞の中に起きてくる。アルツハイマー型認知症では、老人斑と神経原線維変化は側頭葉と頭頂葉に起きやすく、徐々に脳全体に広がっていく。これら二つの病的変化（老人斑と神経原線維変化）を抑えることがアルツハイマー型認知症の根治的な治療と考えられ、研究が進んでいるが、いまだ成功していない。

アルツハイマー型認知症では、神経伝達物質であるアセチルコリンが欠乏することが知られており、それが記憶障害などを引き起こすと考えられている。現在、治療薬として使用されているドネペジルはアセチルコリンの働きを高める薬である。進行を抑え、症状を若干程度、改善する効果が認められている。二〇一一年にはさらに三つの新薬が使用可能となり、アルツハイマー型認知症の治療に新たな可能性がひらかれると期待されている（第8章1参照）。

3　前頭側頭葉変性症

前頭側頭葉変性症は、前頭葉と側頭葉を侵す認知症である。単一の病名ではなく、ピック病と呼ばれてきた疾患を含め、いくつかの病気の総称である。

前頭側頭葉変性症は七〇歳以下で発症することが多く、若年性認知症として重要である。研究の遅れている病気であり、今後は病気の分類や病名のつけ方が変わっていくものと推測される。

現段階では、表2－6のような分類が使われている。

ここでは、前頭側頭型認知症と意味性認知症の二つのタイプを中心に解説する。

▼人格が変わり、身勝手なふるまいが増える

前頭側頭型認知症は、従来はピック病と言われていたものに相当する。認知症の基本症状である記憶障害や見当識障害などよりも先に、性格変化（人柄の変化）が出てくることが多い。

性格変化とは、①周囲の人に気配りができなくなる、優しい人柄だった人が粗暴な人になる、②家事や仕事をしなくなる（無精、ものぐさになっていく）、③社会のルールがわからなくなり、本能や気分に応じた行動が目立つようになる、などの変化である。前頭側頭型認知症は、性格の変化が先に認められるという特徴のために、誤診されやすいという側面をもっている。

病気が進んでくると、同じ行動を繰り返す、同じ言葉を繰り返すなどの症状を示す。甘いお菓子をずっと食べ続ける、毎日決まったイスに座っている、そのイスに他人が座っていると怒って不機嫌になる。同一の言葉（たとえば「それが何だっていうのさ」

	前頭側頭葉変性症
1	**前頭側頭型認知症** ・ピック型 ・運動ニューロン疾患型 ・前頭葉変性型
2	**進行性非流暢性失語症**
3	**意味性認知症**

表2－6　前頭側頭葉変性症の分類

「それがどうしたってわけ」など）を繰り返し、ときには一日に一〇〇回以上も同じことを言う。毎日、同じ時刻に同じ行動をとる（時刻表的行動）といった症状もあり、食事や入浴の時刻が異なると不機嫌になりやすい。周囲にいる人の言動に刺激を受けやすく、それが気に入らない場合には、興奮して怒り出すことがある（易刺激性）。車の運転でも車間距離を確保できず、追い抜かれると興奮して追い越しをかける。万引きや他人の家へ入る、入浴中の浴室を覗くなどの行動（脱抑制的行動と呼ばれる）が問題になるのもこのタイプの認知症の特徴である。

食行動の異常も認められ、食べ物の嗜好が変わる、食べられない物を食べようとする（異食、たとえば観葉植物の葉っぱを食べようとするなど）といったことが起きる。ときには腐敗した食物を区別できず、そのまま調理してしまうこともある。脳ＭＲＩでは初期には異常を認めないことが多く、進行すると前頭葉と側頭葉の萎縮がみられるようになる（図２－３ｂ）。

アルツハイマー型認知症には若年発症と高齢発症があるが、前頭側頭型認知症では若年発症が大部分を占める。

▼優しさやユーモアは残り続ける

前頭側頭型認知症を患う人がもともと持っていた人間としての優しさやユーモアは、完全に消え去ってしまうわけではない。日々の生活で粗暴な態度が目立つのは事実だが、優しさや愛嬌を時折みせてくれることがある。周囲に関心を示すことが少なくなっても、ときに家事を手伝ったり、感謝の言葉をポロリと語ったりすることもある。自由にならない環境の中で、イライラと興奮して手を上げるような場合でも、意外に拳を振り下ろすことは少ない。

認知症グループホーム（定員五名以上九名以下の小規模な認知症介護施設）で看取られた前頭側頭型認知症の人について、ケアを担当した介護士から聞かされた話がある。

「いろいろあったけど、どこか優しさの感じられる人でした。落ち着きがなくて、いつも立ったり座ったり、あちこち歩き回っては『玄関を開けろ』と騒ぐことが日常化していましたが、ふとみせる優しさや愛嬌ある表情には、こちらが癒されたものですよ」

前頭側頭型認知症の人は、前項の説明だけでは人間の心を失ってしまったかのように変貌すると思われるかもしれない。しかし、そうした異常言動の合間に、優しさや愛嬌豊かな表情をみせてくれる。それは、病気が相当進んだ時期になっても持続することが少なくない。優しさが保たれるメカニズムの詳細は不明だが、前頭葉や扁桃体（第4章1、2参照）に起因すると思われる。介護にあたる家族や周囲の人は、ぜひそういう優しい面を「発見」し、温かく見守ってほしいと願う。

前頭側頭型認知症の有効な治療薬はいまだ存在しないが、同じことを執拗に繰り返す（常同行動）などの行動障害には、抗うつ薬（ＳＳＲＩと呼ばれる薬）が有効とされている。また、熊本大学の池田学教授（精神医学）は行動異常をよく観察し、行動異常を逆に利用したケアの方法を提唱されている。患者さんの行動を制止したり、日々のスケジュールを変えたりせず、その人の生活パターンに沿って、行動のスタイルを利用したケアを行う方法である。理にかなった優れた方法であると言えるだろう（池田学『認知症』、巻末参考文献参照）。

前頭側頭型認知症は七〇歳以前に発病しやすく、徐々に進行して一五～二〇年で寝たきり状態へと移行していく。

▼「エンピツって何だ?」——言葉の意味を失う意味性認知症

第1章のB氏の例でもみたように、言葉の意味を理解できなくなる「語義失語」（意味失語）を示す認知症が「意味性認知症」である。語義失語は、次のような会話から明らかになる。

医師「（鉛筆を見せながら）これは何ですか?」
患者「……わかりません」
医師「これは何に使うものですか?」
患者「……、さて……?」
医師「これはエンピツです」
患者「エンピツ?」

医師「何に使いますか?」
患者「わかりません」
医師「(鉛筆と紙を差し出し) 使ってみてください」

患者は紙に、鉛筆で何かを書き始める。鉛筆が「書くための道具」であることは理解しているのだ。語義失語には、以下の三つの特徴がある。

①日常的な言葉(時計、タオル、鉛筆、爪楊枝、換気扇など)の意味を理解できなくなっている。一方で、オウム返しのように音声としての言葉の反復はできる。

②簡単な諺《ことわざ》(「チリも積もれば山となる」など)の前半を伝え、後半を質問しても続きが出てこない。

③「爪楊枝」「鉛筆」などをみせても物の名前が出てこない。しかし、名前は言えなくても使い方はわかる。

語義失語の人では、優位側(言語中枢のある側、通常は左)の側頭葉が侵されている。語義失語の症状は、アルツハイマー型認知症などでもみられることがある。

意味性認知症の言語障害は徐々に進行する。言葉の理解がさらに悪くなり、同時に発語の流暢さがなくなる。話し言葉から副詞が欠け、動詞の過去形と現在形が入り交じる。進行すると言葉の理解がまったく失われ、反復もできない感覚性失語の状態にいたる。

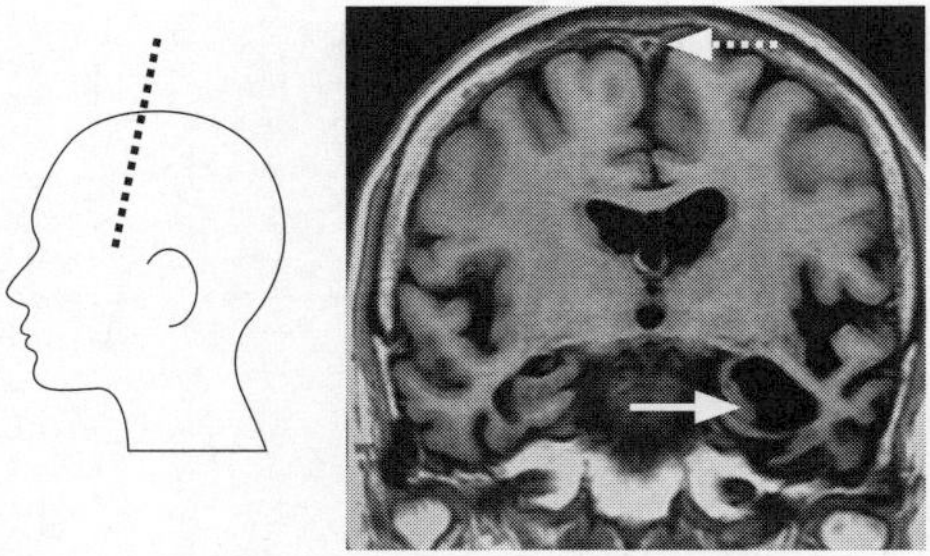

図2－7　意味性認知症の脳MRI像　顔面に平行にスライスした画像。左側頭葉の萎縮、海馬の萎縮(→)が目立つ。点線矢印で示した部位が上矢状静脈洞で、脳脊髄液が吸収されていく静脈である。

やがて、常同行動など前頭側頭型認知症と共通の症状も現れてくることが多い。MRI像では優位側の側頭葉に萎縮を認める（図2－7）。

脳卒中による失語症では訓練効果を含めて回復傾向が認められるが、認知症の言語障害は徐々に進行し、障害の内容も日増しに悪化する傾向にある。そのため、言語療法を行っても訓練効果が認められず、言語訓練を担当する人が自信と意欲を失って言語療法を止めてしまうことがある。こうなると、言語療法の継続を望む家族は困り果ててしまう。家庭生活の場や介護サービスの場で、粘り強く言語の訓練が行われるよう求めていくべきである。

認知症の言語訓練では、「機能を失う速度をゆるやかにする」視点が大切である（第8章2参照）。言葉を話さなくなった状態をそのまま放置しておくと、やがて食べ物を飲み込む力が落ちてくる。歌やリズム、ボディアクション（手をたたく、抱き合うなど）を利用すると言葉を発してくれることが多く、活用すべきである。介護保険分野でも、言語療法がサービス化されることが望まれる。

4　レビー小体型認知症

レビー小体型認知症とは、認知症の症状とパーキンソン病の症状とが同時に現れる独特の病気で、日本で発見されたものである。パーキンソン症状が先行した場合には診断されやすいが、認知症症状が先行した場合には診断が遅れることがある。レビー小体とは、パーキンソン病の人の中脳の神経細胞に出現する「異常物質のシミ」の名称である（図2－8）。レビー小体型認知症は、レビー小体が中脳のみならず、脳全体の神経細胞に出現する病気である。

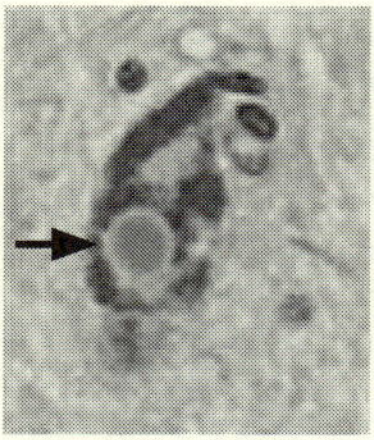

図2－8　レビー小体
64歳の男性患者に認められたレビー小体（矢印の先端の円形の像）、神経細胞内に一つ出現する。

パーキンソン症状とは、筋肉が硬くなり、動作がぎこちなくなるなどの症状を言う。動作が緩慢になり、転倒しやすくなる。さらに体が前傾し、歩き出しはゆっくりしているのに、いったん動き出すとどんどん加速して、止まろうとしてもなかなか止まれない「突進歩行」を呈するようになる。

また、顔の表情が乏しくなり（仮面様顔貌と呼ぶ）、喜びや悲しみを表せなくなる。手指を中心に親指と他の指をこすり合わせるようなふるえ（振戦）がみられる。進行すると、起立性低血圧（起き上がると血圧が急に下がり、めまいを起こしたり失神したりする）などの症状が現れる。

▼動物や虫がみえる「幻視」

レビー小体型認知症では、初期症状として抑うつ症状や不安症状などが多くみられる。具体的には、意欲がなくなる、自発性・活動性が低下するなどの心身の不調や不定愁訴を訴える。そのため、不安感が非常に強い。初期のレビー小体型認知症は、アルツハイマー型認知症とよく似た症状を示すことがある。

レビー小体型認知症に特徴的な症状として、「幻視」がある。実際にはそこにいない人や小動物（犬や猫、キツネなど）が、ありありとみえることが多い。幻視は、レビー小体型認知症患者の八〇％に認められる。宇宙人や幽霊といった〝架空のもの〟がみえることはないが、「人の顔をしたキツネ」がみえるという事例を経験したことがある。

また、夜間に突然、大声を上げたり、手足をばたばたさせたり、床を這ったりする。家具を叩いてケガをする場合もある。「レム睡眠行動異常」と呼ばれる症状である。患者本人は「夢の中

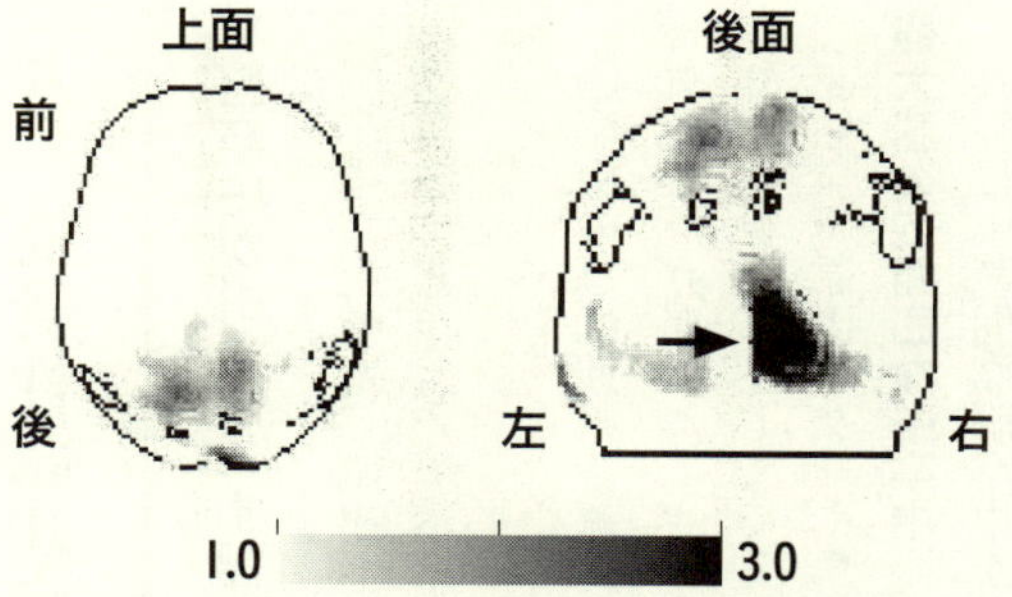

図2－9　レビー小体型認知症(64歳男性)の脳SPECT像　上面(脳を上からみた画像)と、後面(脳を後ろからみた画像)を示す。後頭葉、特に右後頭葉に血流低下が目立つ(→)。

で何かに追いかけられた」「他人が部屋に侵入して来た」などと言うことが多い。当人が自覚できる場合もあるが、家族や配偶者にしかわからないこともある。

レビー小体型認知症では脳SPECT像で後頭葉に血流低下が認められるため（図2－9）、幻視は、後頭葉に視覚野があることと関連した病態であると考えられている。治療としては、アルツハイマー型認知症の治療薬（ドネペジル）が幻視などの症状改善に有効であることが多い。また、漢方薬（抑肝散《よくかんさん》）も副作用が少なく、推奨されている。

なお、認知症を来す脳変性疾患として、「進行性核上性麻痺」「皮質基底核変性症」「ハンチントン舞踏病」など、神経難病と言われる一群の病気がある。これらの疾患は、認知症症状とともに特有の身体症状が認められ、神経内科領域で診療されていることが多い。

5　血管性認知症とアルコール性認知症

▼脳卒中が引き起こす認知症

脳卒中（脳梗塞、脳出血、クモ膜下出血）の後遺症として、認知症になることがあり、「血管性認知症」と呼ぶ。アルツハイマー型認知症と並んで、最もよくみられるタイプの認知症である。

脳卒中の急性期の治療が一段落して、リハビリテーションを本格的に開始する頃には、すでに認知症症状が目立つことが多い。しかし、中にはいつ脳梗塞が起きたのかよくわからないまま、認知症が徐々に生じてくることもある。

認知症の原因になりやすい脳卒中には、いくつかのタイプがある。

❶大脳の広範囲な脳卒中

大脳に広範囲な脳卒中が発生すると、認知症が起きやすい。たとえば、脳梗塞や脳出血が優位側（言語中枢のある側、通常は左）の頭頂葉に発生した場合である（図２-10ａ）。文字が読めない、意味不明な話をする、字が書けない、右と左がわからない、などの異常を示す。家族が「昨日までは何ともなかったのに、今朝から急に認知症になった」と驚くような場合には、このタイプが多い。

脳卒中の代表的な症状は、「意識がなくなる」「手足が動かなくなる」などだが、頭頂葉におけ

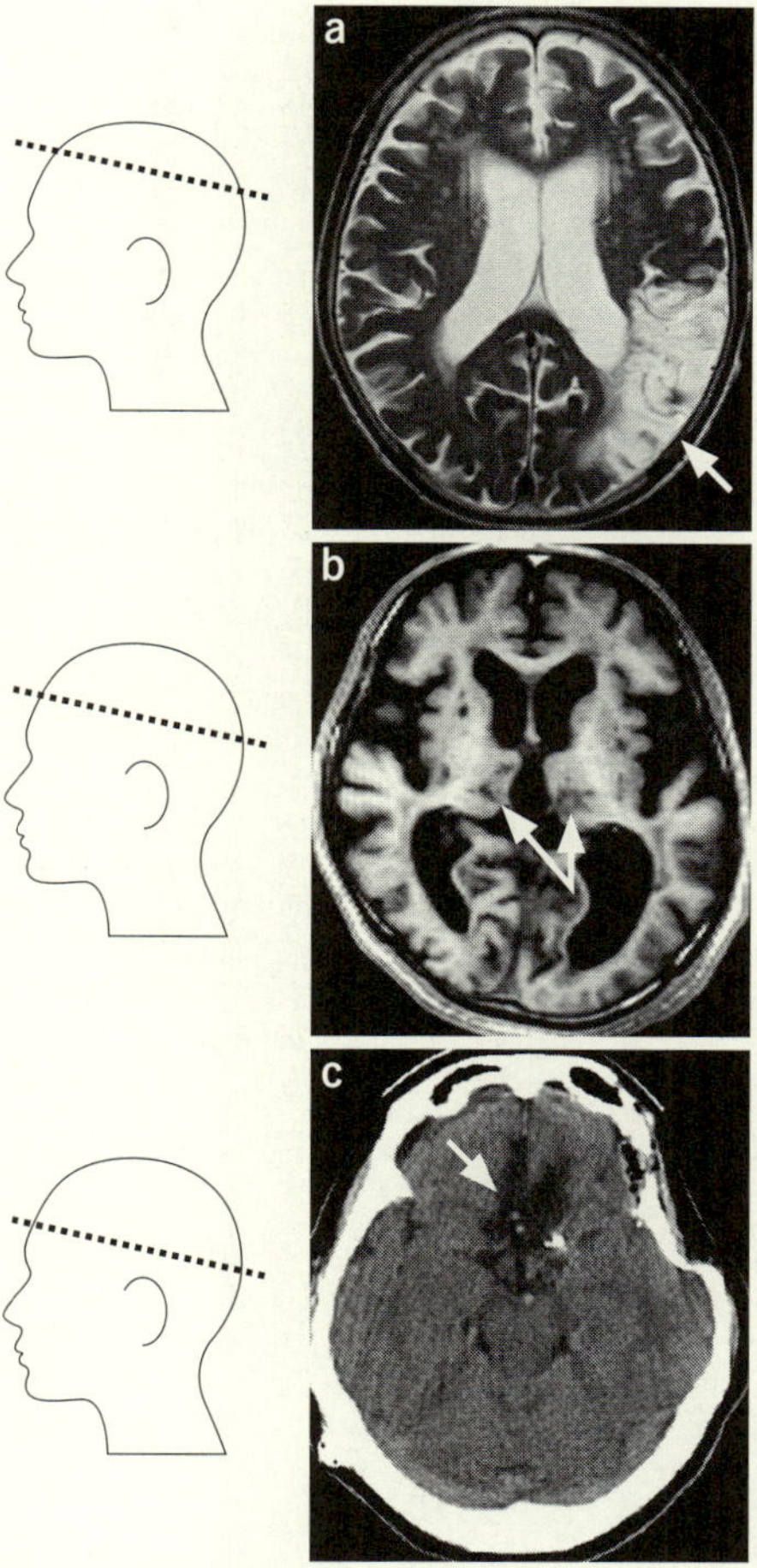

図2－10　血管性認知症の各タイプ　a：左頭頂葉梗塞（→の白い部分が脳梗塞）、b：多発性ラクナ梗塞（→点状の黒点がすべて梗塞）、c：クモ膜下出血後遺症（両側前頭葉障害、→の黒い部分）。

る脳卒中では意識障害や運動麻痺は起きず、先に記した認知症のような症状が発生するために脳卒中と気づきにくい。「急に起きた」認知症では、背後に脳卒中の存在を疑うことが必要である。

❷多発性ラクナ梗塞

多発性ラクナ梗塞と言われるタイプでも、認知症を起こすことがある。ラクナ梗塞とは、脳深部に発生した直径一・五センチ以下の小さな脳梗塞である（図2－10b）。ラクナ梗塞は初期には症状があまり出ず、「無症候性脳梗塞」とも呼ばれている。しかし、次第にその数が増えていくことで、歩きにくさ（歩行障害）などとともに、物忘れ（記憶障害）がみられるようになり、時間や場所に対する感覚が低下する（見当識障害）などの症状が起きて、認知症につながっていく。

❸クモ膜下出血

クモ膜下出血の後遺症としても、認知症が生じることがある。特に、前交通動脈という場所にできた脳動脈瘤が破裂したときに起きやすい。この部位の脳動脈瘤は左右両方の前頭葉の間に発生し、前頭葉の内側と基底部を障害しやすく、記憶障害や見当識障害を引き起こすからである（図2－10c）。

▼「ナン・スタディ」が明らかにしたこと

　血管性認知症の診断における難しさは、たとえ脳卒中の跡があっても、それだけで自動的に血管性認知症とは断言できないことである。症状の特徴と脳卒中の病変とを照らし合わせて診断を考えるが、脳卒中の影響だけでは症状を説明できない患者が多数存在するからだ。脳卒中の後遺症だけでなく、さまざまな要因が合併して認知症を起こしていると考えられる。

　米国の「ナン・スタディ」と呼ばれる大規模な認知症研究（『一〇〇歳の美しい脳』、巻末参考文献参照）では、純粋な血管性認知症の人はきわめて稀《まれ》で、大部分の人は混合型認知症であったと報告されている。「ナン・スタディ」は、解剖による病理学的なデータを基にした研究であり、説得力がある。過去の日本の認知症の統計では、血管性認知症の占める割合が高かったが、最近では欧米とほぼ同じ傾向を示している。血管性認知症の診断がより厳密になり、診断される人の数が減少したことが理由の一つと思われる。

　脳卒中に罹った人が、その後に脳卒中の再発を起こさないにもかかわらず、徐々に認知症になる場合がある。こういうケースでは、アルツハイマー型認知症などが合併してきたと考えるのが合理的である。また、初期のアルツハイマー型認知症患者が脳卒中を起こすと、一気に認知症症状が悪化しやすい。この場合も、混合型認知症と判断して治療にあたっている。

▼意欲がなくなり、身体の動きが悪くなる

血管性認知症の症状の特徴は、意欲が落ち、無気力・無関心状態になることである。歩きにくさ（歩行障害）、言葉が上手に話せない、言葉を理解できない（言語障害）などの症状をもったうえで、認知症症状を合併することが多い。病識や見当識は、ある程度保たれる。些細なことで感情が大きく動揺して泣いてしまうなど、「感情失禁」と呼ばれる症状も出現しやすい。

記憶障害は必ず認められるが、新しいことを覚える力（記銘力）は完全には失われず、ある程度残っていることが多い。絵を描いたり詩を詠んだり、さまざまな能力が残存することが多く、障害の内容を把握したうえで、残っている能力を利用したリハビリテーションを実施することが重要になる。

脳卒中の後遺症としての認知症は、適切なリハビリテーションを続けていけば、徐々に症状が改善する。先に述べた脳変性疾患による認知症とは大きく異なる点である。特に、若年世代では回復の可能性が高い。粘り強くリハビリテーションを行うことが大切である。家庭における生活の仕方（できることは自分でする、家に引きこもらず外での活動をするなど）を工夫し、リハビリ的訓練を生活の中に取り入れることも効果的だ。

脳卒中を繰り返すことで認知症へといたることが多いため、脳卒中につながりやすい高血圧や

糖尿病の治療、血栓を防ぐ薬（抗血小板剤）の内服など、再発予防の治療も重要となる。生活習慣病を克服する生活習慣を身につければ、血管性認知症の進行は予防可能だ（第7章3参照）。

▼「先生がどうしてここにいるんですか?」

アルコール飲料の長期間にわたる多飲は、精神・神経の障害を引き起こす。

アルコール性認知症は、アルコールの長期多飲を原因とする精神・神経の障害である。記銘力の低下、見当識障害に加え、存在しない音や声が聞こえる（幻聴）、いいかげんな作り話をぺらぺら語る（作話）、みたもの・聞いたことに暗示を受けて妄想的な世界に入り込む（被暗示性の病的な高まり）、覚えていたはずの事柄を忘れてしまう（記憶の喪失）といった症状を示す。

性格の変化も認められ、攻撃的で自己中心的になり、ちょっとしたことで激しく怒り出す（易《い》怒性《どせい》）、身近な家族が浮気をしていると思い込む（嫉妬妄想）などがみられる。飲酒を認めないことも特徴で、酔っ払っていても断固として飲酒していることを否定する。

「被暗示性の病的な高まり」という症状は、アルコール性認知症独特のものである。六〇歳の男性の例を紹介しよう。入院中に脳波検査のための検査室に入ったとたんに表情が変わり、「ここはどこですか?　区役所ですか?」「あれっ、ここは区役所ですよねえ」などと言い出した。病院にいることは十分に承知していたはずだが、検査室という空間が区役所の窓口にどこか似てい

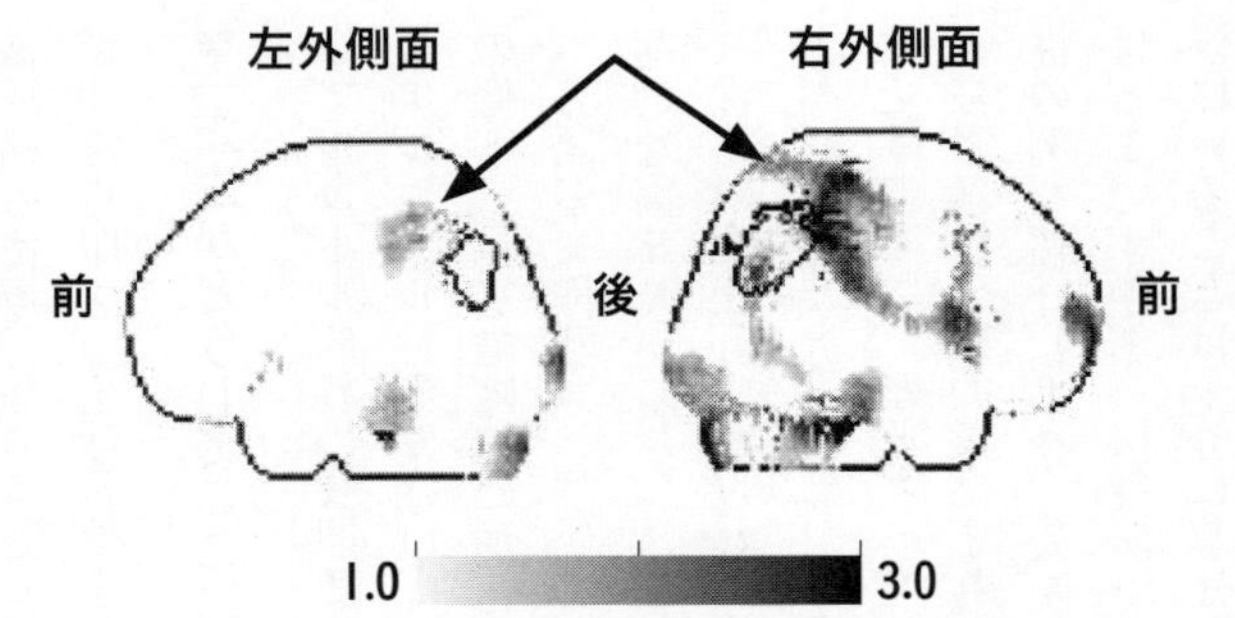

図2－11　アルコール性認知症(60歳男性)の脳SPECT像　両側頭頂葉(→)、右前頭葉、両側小脳に血流低下を認める。症状として、独特の「被暗示性の病的な高まり」を示した。

たものか、暗示を受けて奇妙な言動につながったと考えられる。

同じようなことが、その後も起こった。定期受診の際、診察室に入るなり、「あれっ、先生がどうしてここにいるんですか?」と訊《き》いてきたのだ。ここが病院であることを説明すると、「そうでしたか、交番かと思った。何か感じが似ていたので……」と言う。部屋の風景の変化に瞬時に影響(暗示)を受け、奇妙で妄想的な意識をもってしまうことが印象的であった。

どの程度の飲酒でアルコール性認知症を来すかは、個人差もあってまだ明らかではない。しかし、適正飲酒量(一日量で純粋アルコール二〇グラム=二五cc以下。日本酒で一合以下、ビールで中瓶一本以下)を大きく超えて、長期間(数十年間)ほぼ毎日飲酒した場合には、アルコール性認知症になる可能性がある。断酒により、ある程度の改善が期待できるのが特徴だ。

若年性アルコール性認知症の脳SPECT像を撮ってみると、左右両方の頭頂葉と前頭葉に機能低下が認められた（図2－11）。今後は、脳SPECT像による所見を基に、アルコール性認知症の早期診断が可能となると期待される。

6　外傷性認知症、特発性正常圧水頭症、その他の認知症

▼転倒、転落、交通事故……

転倒や高所からの転落事故、交通事故などによる頭部外傷（脳挫傷や出血）の後遺症としても、認知症が起きることがある。二〇～三〇代の人々の認知症では、最も多い原因である。頭部外傷のために、左右両方の脳が広範囲に破壊されると（脳内血腫や脳挫傷）、後遺症としての認知症が出やすい（図2－12）。脳外傷の後遺症は「高次脳機能障害」と呼ばれることが多く、認知症という言葉を使うことに違和感をもつ方がいるかもしれない。

高次脳機能障害とは、言語や思考、記憶、行為、学習、注意などに障害が起きた状態を指す言葉である。高次脳機能障害のうち、記憶障害と見当識障害の目立つ人が、「外傷性認知症」と診

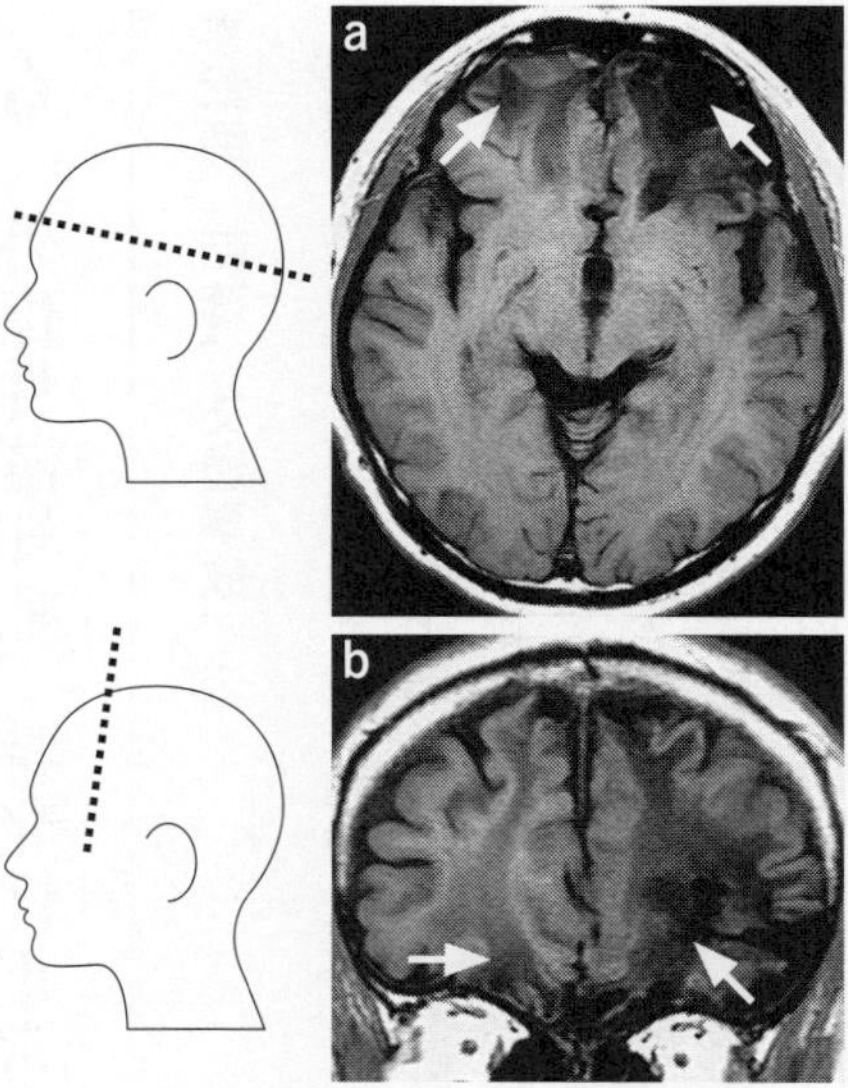

図2－12　頭部外傷後認知症の脳MRI像　a：両側の前頭葉に損傷（脳挫傷の跡）が認められる。前方の黒い部分が損傷部位（→）。b：顔に平行な断層画像では、前頭葉基底部が両側で損傷されていることがわかる（→）。

断される。

症状としては、注意が散漫になる（注意力障害）、物事を順序よく実行できない（遂行機能障害）、判断ができない（判断力障害）、新しいことを理解して記憶することができない（学習・記憶障害）、人とのコミュニケーションが上手に取れない（コミュニケーション障害）、自分の障害を理解できない・自分は健常であると思い込む（障害の無視・無関心）、怒りっぽくなって他人に気遣いができなくなる（性格変化）、などが認められる。

頭部外傷の症状は、出血や脳浮腫など脳の損傷がピークをすぎると（重症頭部外傷では二〜三週間）、徐々に回復してくる。数ヵ月をすぎて意識が正常に戻った頃に、外傷性認知症の症状が固定してくる。頭部外傷後の認知症は、脳卒中後の認知症と同様、リハビリテーションによる回復が期待できる。

認知症とよく似た症状を示す病気に、「慢性硬膜下血腫」がある。慢性硬膜下血腫は、頭部打撲直後には異常がないのに、二〜三週間後に徐々に血腫が形成される疾患である。歩行障害や軽い意識の混濁を示す。CT検査などによって容易に診断することができ、脳神経外科的手術によって完治する。認知症の人が転倒によって頭部打撲をした際にも発生しやすく、注意が必要だ。

▼脳の中に水が溜まる

「特発性正常圧水頭症」は、脳の中に水が溜まることで脳室が拡大し、歩きにくさや記憶障害をもたらすふしぎな病気である。

人の脳と脊髄は、「脳脊髄液（髄液）」と呼ばれる無色透明な液体で浸されている。髄液は脳室でつくられ、脳と脊髄を浸して頭頂部の静脈洞で吸収される（62ページの図2－7参照）。髄液は一日に四〜五回入れ替わり、いつも新鮮な状態で流れている。脳と脊髄の保護、脳・脊髄の細胞への栄養補給などの役割を担っており、何らかの原因で吸収されなくなると脳室内に貯留し、脳圧が高まる（水頭症）。

特発性正常圧水頭症において、なぜ髄液の吸収障害が生じるのかは不明である。また、髄液が

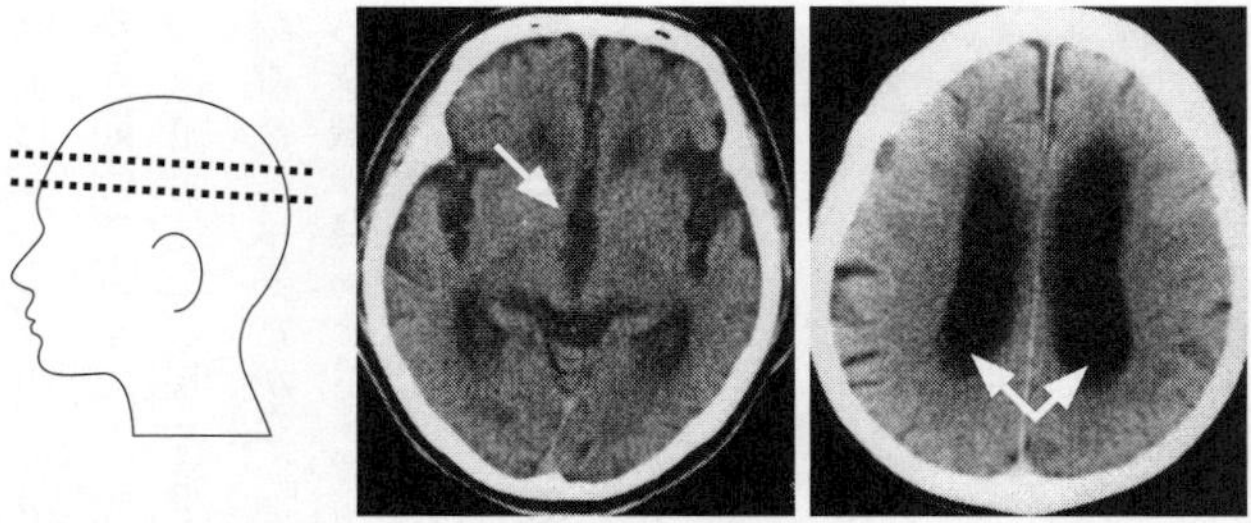

図2－13　特発性正常圧水頭症の脳CT像　脳室が拡大し(→)、脳溝が狭くなっている。

溜まっても脳圧が高まらないことが特徴で、病名に「正常圧」という言葉が入っているのはそのためだ。

特発性正常圧水頭症の主な症状は、歩きにくくなる（歩行障害）、物忘れ、尿を漏らす（尿失禁）の三つである。歩行障害は歩幅が狭くなって左右に開き、床に足をするように歩くことが特徴的である。歩行中に歩幅が変動し、起立時や方向転換時に不安定になって転倒することもある。

認知症症状は軽いことが多いが、注意の集中ができなくなり、思考や作業のスピードが遅くなる、新しいことを覚えられなくなる（記銘力の低下）といった症状が出る。特発性正常圧水頭症における失禁は、尿が溜まっているという切迫感を感じながら尿を漏らすことが特徴である。

脳ＣＴや脳ＭＲＩでは、脳室の拡大と、脳溝とクモ膜下腔の狭小化が認められる（図2－13）。脳室－腹腔シャント術（Ｖ－Ｐシャント術。脳室と腹腔を細いチューブでつなぎ、髄液を腹腔に流して吸収させる手術）によって症状の改善が得られる。

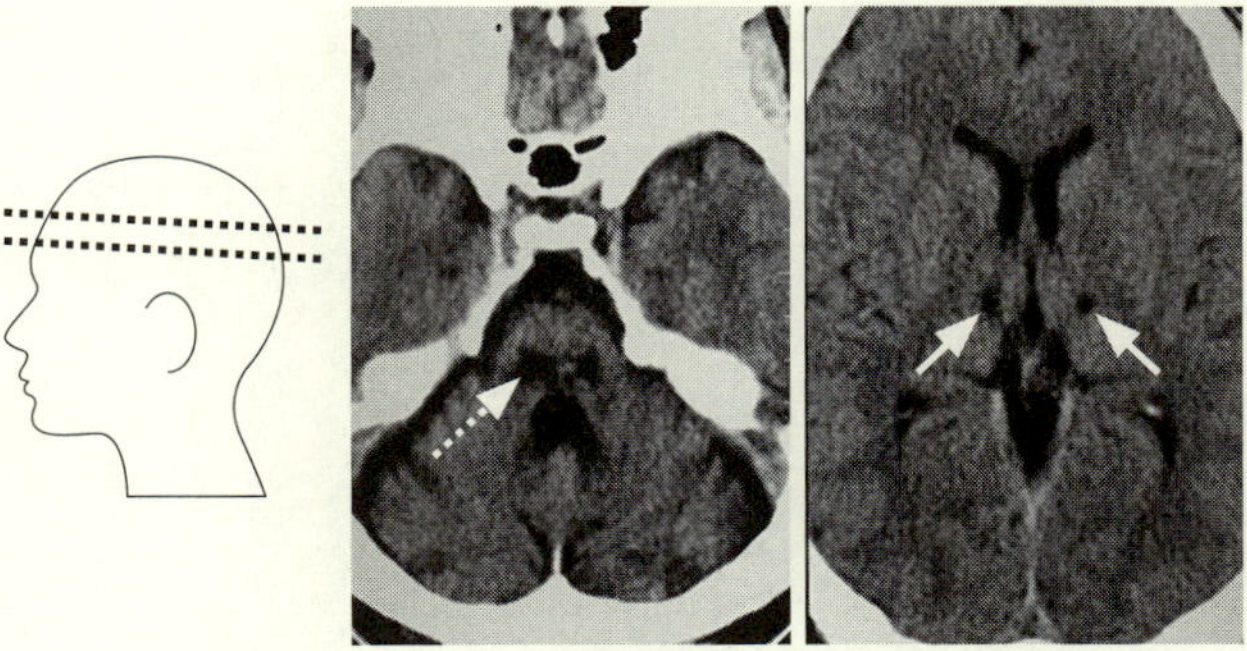

図2－14　インフルエンザ脳症後遺症の脳CT像　小児期に発症した患者の、20歳時のCT。脳幹（橋から中脳、点線→）、および視床（→）にかけて、両側に壊死の跡が認められる。20歳時での知能指数はB－レベル（51〜70）、四肢の運動障害が認められた。

▼脳を破壊する「インフルエンザ脳症」

脳炎の後遺症、脳腫瘍の手術後、脳への放射線照射後の後遺症として、認知症を引き起こすことがある。脳炎の中では、ヘルペス脳炎の頻度が高い。ヘルペスウイルスは側頭葉の内側（海馬や扁桃体など、大脳辺縁系と呼ばれる領域で記憶や感情コントロールに影響する）を侵すため、認知症と同じ症状を出しやすい。

また、インフルエンザウイルスが脳を侵すと「インフルエンザ脳症」を起こし、その後遺症として認知症（高次脳機能障害）が発生する。図2－14に、インフルエンザ脳症の後遺症の脳CT像を示す。脳幹から視床にかけて、左右両方にわたって壊死《えし》を起こしており、歩行困難や知能低下を示している。近年、インフルエンザの流行が問題視されているが、インフルエンザ脳症から認知症への進展を考えれば、予防対策の重要性をますます痛感する。

内科的疾患にともなって、認知症によく似た症状を呈する病気がある。甲状腺機能低下症やビタミンB_{12}欠乏症などだ。的確に診断すれば治療可能であり、注意すべき疾患である。

最近はまた、糖尿病患者における「糖尿病性認知機能障害」が注目されている。原因はまだ明確ではないが、アルツハイマー型認知症の素因をもつ人が糖尿病を併発した場合に、認知症症状が早めに現れるのではないかと考えられている。糖尿病は脳血管障害の原因にもなりやすく、注意が必要な病気である。

7 認知症の遺伝的背景——原因遺伝子とリスク遺伝子

多くの人たちにとって心配事である遺伝性認知症について、ここでまとめておこう。

「家族性アルツハイマー病」や「家族性前頭側頭葉変性症」と呼ばれる病気は、親や兄弟姉妹、親族に複数発生し、しかも三〇代の若さで発病することも少なくない。家族性認知症は遺伝性疾患であり、遺伝子異常が認められることが多い。発生頻度（有病率）は推定で認知症全体の〇・

〇〇一％以下とごく稀だが、家族性アルツハイマー病ではプレセニリン遺伝子異常やＡＰＰ遺伝子異常などが、家族性前頭側頭葉変性症ではタウ遺伝子異常などが証明されている。「原因遺伝子」と呼ばれるものだ。

プレセニリン遺伝子やＡＰＰ遺伝子、タウ遺伝子はすべて、神経細胞を形づくるタンパク質を合成する遺伝子である。プレセニリンは細胞内に、ＡＰＰは細胞膜内にある物質であり、タウタンパクは神経線維（軸索）内に存在する物質である。これらの遺伝子に異常があると、高い確率で認知症を発症すると考えられている。遺伝性認知症が疑われた場合には、遺伝子診断を含め、専門的な病院（大学病院など）で診療を受けることをお勧めしたい。

一方で、発症リスクはそれほど高くはないが、統計的には発症リスクが有意に認められる遺伝子型が存在する。代表的なものがアポＥ４遺伝子であり、「リスク遺伝子」と考えられている。アルツハイマー型認知症患者のアポＥ４陽性率が五〇〜六〇％にものぼるのに対し、健常者における陽性率は一三・五％であると報告されている。

アルツハイマー型認知症の発症率を調べた研究（家族歴のない人での調査）では、アポＥ４をもっている人では二九％が発症し、アポＥ４をもたない人の発症率は九％にとどまるという。他にも同様の研究報告は多く、アポＥ４遺伝子保有者のアルツハイマー型認知症発症リスクが高いことはほぼ間違いない。特に、両親ともにアポＥ４遺伝子をもつ人ではアルツハイマー型認知症発症の危険性はさらに高まり、発症年齢も下がる。

原因遺伝子をもつ場合は認知症発症の確率はきわめて高いが、リスク遺伝子の場合には発症しない人も多く、統計的確率が高まるのみである。第7章や第8章で紹介する各種の予防策を生活の中に取り入れることで、リスク低減を図ることが望まれる。

8 若年性認知症――四〇～五〇代から急増する

六五歳未満の人が発症する認知症を「若年性認知症」と呼ぶ。

若年性認知症は診断が遅れがちで、早期の治療開始ができない場合が少なくない。四〇～五〇代という働き盛り世代での認知症発症は、家庭や職場にさまざまな問題を投げかけ、高齢期における認知症とは異なる対策が求められる（表2－15）。認知症のタイプ別の若年期の特徴は、それぞれの項で触れたので、ここでは全般的な事項を述べておく。

▼国内の患者数は約四万人

1	早期の診断が難しい。異変に気づいてから医療機関受診までが長く(平均1年以上)、受診後も「うつ病」「更年期障害」などの診断を受けることが少なくない。
2	若年性認知症の診療、リハビリテーションを適切に行う医療機関が少ない。
3	介護サービスにおいても高齢期認知症とは異なる配慮が必要であり、若年性認知症を対象とする介護施設が少ない。
4	職場・家庭でさまざまな問題を起こすことが多い。発症後には退職・解雇に追い込まれる人が多い。再雇用は絶望的で貧困の問題に直面し、ホームレス、生活破綻の原因の一つである。
5	医療費助成、障害年金、就労支援など各種支援制度は、若年性認知症の立場からみると不備が目立ち、改善が必要である。

表2－15　若年性認知症のもつ問題点

働き盛りの世代を襲う若年性認知症の実態は、最近になってようやく明らかになってきつつある。若年性認知症の疫学的な実態は二〇〇九年、厚生労働省「若年性認知症の実態と対応の基盤整備に関する研究」班（主任研究者は筑波大学大学院人間総合科学研究科の朝田隆教授）の報告書で明らかにされた。

①若年性認知症の患者数は、全国で三万七八〇〇人と推計された（認知症全体の約二％を占める）。

②四〇歳以降の認知症の有病率は、五歳刻みでほぼ倍増する傾向がみられた（表2－16）。人口一〇万人あたりの患者数は、四〇代前半で一四・八、四〇代後半で二七・一、五〇代前半では五一・七、そして五〇代後半で一一五・一と、四〇歳以降で倍増しており、年代とともに急激に増加している（なお、六五歳以降でも、認知症の有病率は五歳刻みで倍増する傾向が認められる。第9章1参照）。

年齢(歳)	人口10万人あたりの有病率(人)			推定患者数(万人)
	男	女	総数	
18-19	1.6	0.0	0.8	0.002
20-24	7.8	2.2	5.1	0.037
25-29	8.3	3.1	5.8	0.045
30-34	9.2	2.5	5.9	0.055
35-39	11.3	6.5	8.9	0.084
40-44	18.5	11.2	14.8	0.122
45-49	33.6	20.6	27.1	0.209
50-54	68.1	34.9	51.7	0.416
55-59	144.5	85.2	115.1	1.201
60-64	222.1	155.2	189.3	1.604
18-64	57.8	36.7	47.6	3.775

年齢階層別若年性認知症有病率(推計)

表2－16　年齢階層別の若年性認知症有病率(推計)　厚生労働省研究班(主任研究者：朝田隆教授)報告書から引用。

③認知症の原因疾患は、脳血管性認知症(三九・八％)、アルツハイマー型認知症(二五・四％)、頭部外傷後遺症(七・七％)、前頭側頭葉変性症(三・七％)、アルコール性認知症(三・五％)、レビー小体型認知症(三・〇％)の順であった(表2－17)。

④発症年齢の平均は、五一・三歳であった(推定)。

表2－18に示す札幌市で行われた実態調査(二〇〇七年九月～一一月)でも、また国内の他のいくつかの都市で行われた調査でも、ほぼ同じ傾向が示されている。

▼増える若年性認知症

国内における若年性認知症は、増加しているのだろうか？　正確にはまだ解明されていないが、私自身を含む多くの専門家は、若年性認知症が増加しつつあると考えている。

一九九八年の厚生省研究班の報告（「若年痴呆の福祉的支援及び医療の確保に関する研究」。当時、認知症はまだ痴呆と呼ばれていた）では若年性認知症の人は全国で約二万六〇〇〇人とされたが、前述の通り、二〇〇九年の最新の研究班報告では三万七八〇〇人となっている。調査方法に違いがあり、単純比較はできないが、若年性認知症の患者数は一〇年間で相当数増加している可能性がある。

疾患	発症頻度
脳血管性認知症	39.8%
アルツハイマー型認知症	25.4%
頭部外傷後遺症	7.7%
前頭側頭葉変性症	3.7%
アルコール性認知症	3.5%
レビー小体型認知症	3.0%
合計	3.78万人

表2－17　全国的な若年性認知症の実態調査結果　脳血管性認知症とアルツハイマー型認知症の二つで、65%以上を占める。

さらにもう一つ、若年性認知症が増加していることを示唆する理由がある。それは、生活習慣病（高血圧や糖尿病など）やうつ病が増加の一途をたどっていることである。

実は、生活習慣病やうつ病と認知症との関係が密接なものであることが明らかになってきているのだ。生活習慣病に罹患している人における認知症発生率は、そうでない人よりも約二倍高いことが指摘されている。脳卒中を基盤に発生する血管性認知症は、従来から生活習慣病

疾患	男性	女性	合計
アルツハイマー型認知症	57 (45.6)	49 (56.9)	106 (50.2)
前頭側頭型認知症	34 (27.2)	18 (20.9)	52 (24.6)
血管性認知症	13 (10.4)	5 (5.8)	18 (8.5)
レビー小体型認知症	1 (0.8)	1 (1.2)	2 (0.9)
その他	21 (16.8)	12 (15.2)	33 (0.9)
合計	125 (100)	86 (100)	211 (100)

表2－18 札幌市の若年性認知症実態調査の結果 数値は「人数(割合)」。

と密接な関係があることが知られていたが、アルツハイマー型認知症など脳変性疾患においても同様であることがわかってきたのである。

うつ病もまた、認知症を併発しやすい病気であることが報告されている。認知症の発生率を高める病気（生活習慣病やうつ病）が増加し、その発症年齢が低下傾向にある現代社会では、認知症や若年性認知症が増加していることが推測される。

＊

認知症の予防を心がけるなら、スタートは高齢期になってからでは遅い。第7章で詳しく述べるように、中年期の生活のあり方が、高齢期における認知症の発症を大きく左右する。若年性認知症に注目した予防のための努力は、そのまま将来の高齢期認知症の予防へと直結する。

第3章 忘れる記憶、忘れない記憶

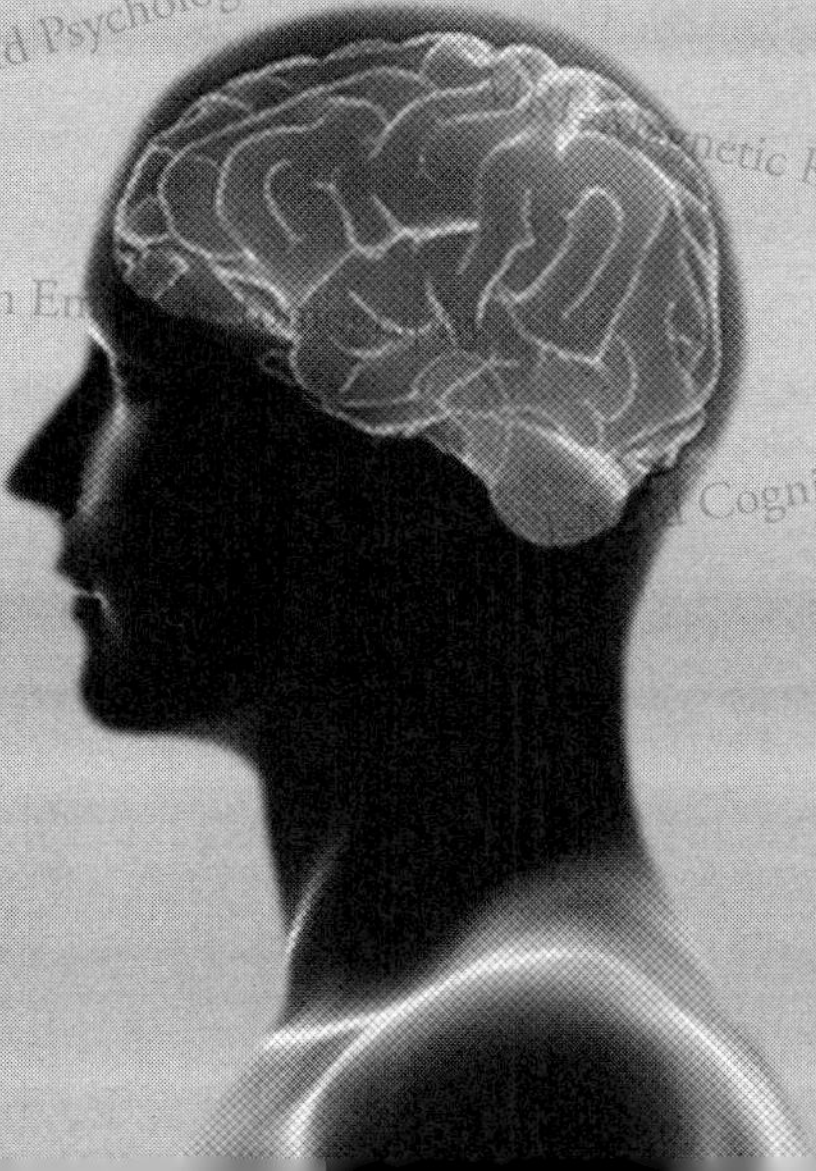
SPECT=Single Photon Emission Computed Tomography
WAIS-R=Wechsler Adult Intelligence Scale-Revised
SSRI=Selective Serotonin Reuptake Inhibitors
ROT=Reality Orientation Training
CT=Computerized Tomography
FAB=Frontal Assessment Battery at bedside
BPSD=Behavioral and Psychological Symptoms of Dementia
PET=Positron Em
netic Resonance Imag
Cognitive Impairmen

記憶障害は、認知症における主要な症状である。「新たなことを覚えられない」「必要なことを思い出せない」などの症状が現れる。

本章では、記憶のしくみと記憶再生のしくみ、その障害について考えてみよう。

▼短期記憶の働きとその限界

記憶は、「短期記憶」と「長期記憶」に二分される。

このうち短期記憶は、数秒から数分程度のあいだ保たれる記憶で、「記憶力」と呼ばれる能力の出発点であり、基礎をなすものでもある。短期記憶では記憶できる容量に限度があり、たくさんのことを一度に覚えておくことはできない。また短期記憶は、覚えておこうとする集中力が途切れると、失われてしまう。短期記憶の簡単なテストは、次のように行われる。

医師「桜、猫、電車、これを繰り返してください」

患者「サクラ、ネコ、デンシャ」

次に、言葉の数を増やして検査を繰り返す。言葉の数が三つ程度の単純な短期記憶は、認知症が相当進行した人でも保たれていることが多いが、言葉の数が五つを超えると、とたんにできなくなる。言葉の反復＝繰り返しはオウムの反応と似ており、「オウム返し」などと呼ばれるが、この機能も、短期記憶が基盤になっているのだ。

特別な訓練を行った場合は別として、記憶できる言葉の数は通常、七つ程度が限度とされている。近年、お年寄りの方から「電話番号の桁数が増えて覚えられなくなった」と言われることが増えた。確かに携帯電話の番号は一一桁で、短期記憶の容量を超えていると思われる。

短期記憶は側頭葉など大脳皮質の働きで営まれ、記憶機能で有名な海馬は関わらない。短期記憶は数十秒から数分経つと忘れてしまう。特に、別のことに関心を向けると、ものの数秒で消えてしまい、二度と戻ることはない。

オウム返し機能は認知症が相当進行した人でも保たれるので、言葉の訓練として利用できる。意味がわかるかどうかは別にして、オウム返し訓練を続けることで口腔機能を維持することが可能になるのだ。言葉を発していないと口の機能が衰え、やがて食べ物を食べる機能も衰えていく。

▼記憶はどのように生じるか

短期記憶の限界を超えて、記憶を確かなものへと高めていくためには、「海馬」を使わなければならない。

36ページの図1－9で脳内の位置を確認した海馬は、側頭葉の奥にある奇妙な形をした器官である（第1章2参照）。MRI像では図3－1のようにみえる。

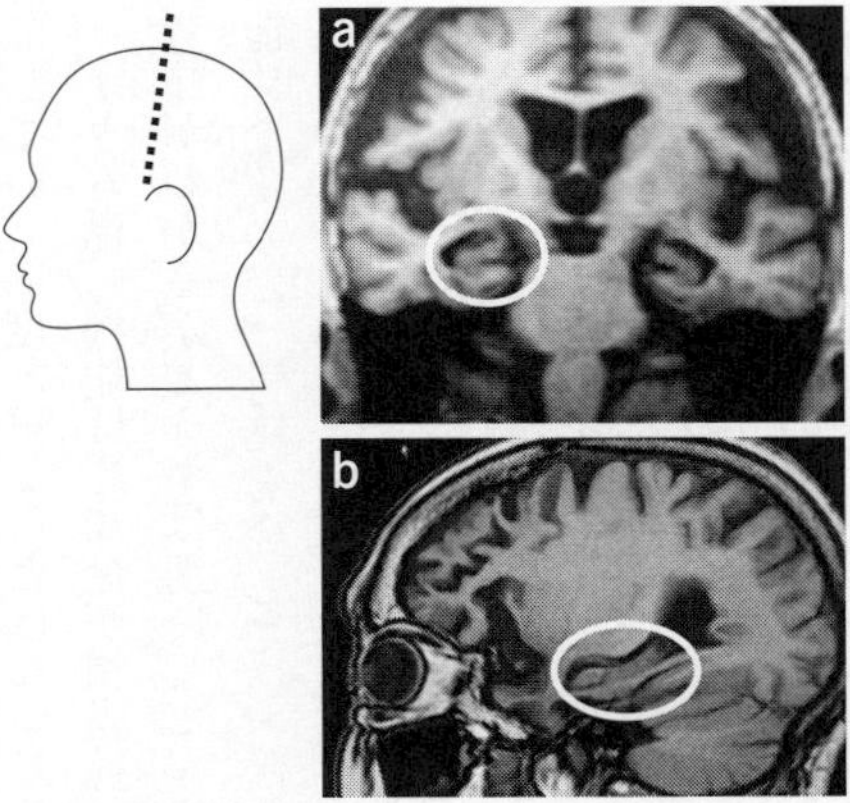

図3−1　海馬のMRI像　a：顔面に平行にスライスしたMRI像でみた海馬（白い楕円の中）。b：脳室の中にある海馬を横からみたところ（白い楕円の中）。海馬は前後に長い。

記憶するための情報は、大脳皮質（側頭葉）から海馬の入口である「歯状回」に達して内部へ入ると、海馬内部の神経回路を回る。海馬の中で取捨選択され、整理された情報は、ふたたび大脳皮質（側頭葉）へと戻っていく。この一連の作業を経て、記憶は初めて確かなものとして脳内に定着する。

「記憶が生まれる」とはどういうことだろうか？

パソコンでファイルに文章を保存したり、本棚に本をしまったりといったことと同様のことが、神経細胞の中で起きているのだろうか？　それとも、何らかの化学物質が細胞内に蓄えられることが、記憶の蓄積の裏づけとなるのだろうか？

実は、脳における記憶は、パソコンや本棚で保存・管理するしくみとはまったく異なる原理で実現されている。「記憶の形成」とは、神経回路の新たなつながりが生まれることを意味しているのだ。多くの記憶情報が、共通の神経回路を利用しながら蓄積される。それまでつながりがなかった神経回路に、活発な伝達が形成されることが「記憶の形成」である。

記憶の形成と定着は、情報が海馬を通過することによって生まれるが、海馬の内部で記憶の蓄積が行われているわけではない。海馬に届けられた情報は、数分間から一ヵ月前後にわたって海馬内に留まると考えられているが、記憶情報の蓄積は、大脳皮質（特に側頭葉）で行われる。また、記憶を確かなものとして定着させるために、睡眠が重要な役割を果たしていると言われている。睡眠中に、新たな神経回路がしっかりと確立すると考えられているのだ。

海馬は、短期記憶を長期記憶へと転換させる場所である。海馬が壊れると新たな記憶の蓄積は起きず、「記憶の番人」と呼ばれる所以《ゆえん》となっている。ただし、海馬が壊れる以前の記憶は保たれる。新たな記憶をつくる力を「記銘力」と呼ぶが、それは海馬の働きによるものである。

認知症では、発症初期から記銘力が低下することが特徴である。「物忘れ」の増加として気づかれる症状は、この記銘力の低下である。記銘力の低下が進行すると、そのときそのときの記憶がすぐに消失するようになる。

何かを捜し始めても、途中で何を捜していたのかわからなくなる。そのため、タンスの中や押し入れの中などをごちゃごちゃに乱してしまう。スーパーマーケットに買い物に出かけても、途中で何を買うのかわからなくなり、家にたくさんあるものをまた買ってきてしまう。一人暮らしの高齢者宅の冷蔵庫に、豆腐や納豆など同じものが大量に置かれているときは、その家の住人が認知症であることを疑うきっかけになる。

▼「思い出す力」とワーキングメモリー

人の名前や固有名詞がとっさに出てこず、後日、何かのきっかけでふいに思い出すことがある。いわゆる「ど忘れ」だ。私自身について言えば、診療中に必要な薬の名称を思い出せないことがある。しばらく使用していない薬の場合が多い。診療が終わると、とたんに思い出したりするからふしぎなものだ。

覚えているはずの物事を「思い出す力」は、きわめて大切な記憶メカニズムの構成要素である。どれだけたくさんの記憶を蓄積していても、適切に思い出せなければ役に立たないが、「記憶の再生」のしくみは、実はまだよくわかっていない。

仮説的な考え方によれば、「思い出す力」は前頭葉の働きに基づいている。前頭葉からの指令によって、多数の神経回路ネットワークの中から、必要な記憶情報が連鎖的に取り出されると考えられているのだ。「記憶の再生」のしくみは一つではなく、さまざまなきっかけを経由して行われる。論理的に物事を思い起こす場合もあれば、匂いや音楽、ふとみた風景をきっかけに突然、過去の出来事を思い出すこともある。

記憶の再生に海馬は関わっていないため、海馬が壊れても物事を思い出すことができる。「記憶の形成」と「記憶の再生」の二つは、それぞれかなり異なるしくみをもち、私たちの精神世界を豊かなものにする基盤を形成している。

記憶に関する呼称の中に、「ワーキングメモリー」と呼ばれるものがある。ワーキングメモリーとは、討論や論戦、思考や判断などを行う際に、オンライン状態でリアルタイムに取り出すことができる情報の体系のことを言う。

ワーキングメモリーは、短期記憶や記銘力、思い出す力などの複合した働きとして実現される。ワーキングメモリーの脳内基盤は、前頭前野を中心として側頭葉や海馬を含む広範囲な部位のネットワークである。複数の質問を同時にされても漏れなく答えられる能力、複数の問題を同時並行で処理できる能力などは、豊かなワーキングメモリーに支えられている。

俗に「頭の回転が速い」と言うが、頭の回転の速さとはワーキングメモリーの豊かさ、すなわち「覚える力」「蓄積されている情報と照合する力」「思い出す力」などの豊かさを基盤にしたものである。年齢とともにワーキングメモリーの機能は劣化し、その容量は減少していく。中高年世代の人々が「物忘れが増えたと感じるとき」「知的衰えを感じるとき」には、このワーキングメモリーの機能低下を反映していると考えられる。

▼長期記憶の崩壊が精神の混乱を招く

長期間にわたって覚えている記憶を「長期記憶」と呼ぶ。短期記憶には容量、すなわち記憶できる情報量に限界があるが、長期記憶の容量は無限大と考えられている。

「長期」がどのくらいの期間を指すのかが気になるが、「永久に」「半永久的に」「相当長期間」など、あいまいな言い方しかできないのが実情だ。忘れていたと思っていても、何かの拍子に突然思い出すこともあり、奥深くにしまわれている内容も含めれば、蓄積された長期記憶は実に膨大である。

長期記憶の内容を「エピソード記憶」と「意味記憶」に分類することがある。

エピソード記憶とは、個人的体験に関する記憶であり、子供時代の思い出や旅行の思い出、昨日の体験など、多くの内容が含まれる。一方の意味記憶は知識の記憶情報を指し、学習を通して記憶したものを言う。知識は、言葉とその意味を単位として体系化されている。算数や国語の知識、スポーツのルールや世界の時事ニュースなど、多くの情報が知識として記憶されている。体験を通して知識を記憶することも多い。

認知症と長期記憶の関係は興味深い。病気の初期には長期記憶は豊かに残存しているが、病気の進行にともなって長期記憶も崩れ始める。自分自身の子供時代の体験と、自分の子供や孫のことが混じり合って混乱していく。仕事に関する知識は鮮明に語られるのに、認知症になってからの新たな情報はそこに含まれない。認知症の進行とともに、長期記憶は失われていく（より正確には、記憶再生のしくみから外れていくと言うべきかもしれない）。断片化したさまざまな記憶が、精神的な不安や混乱の原因となっていく。安心や信頼、共感などは、安定した長期記憶が存在して初めて、もちうる感情なのである。

▼身体で覚える記憶

記憶には、知識の記憶とは別に「身体で覚える記憶」がある。「手続き記憶」「技能（技）の記憶」と呼ばれる記憶だ。

子供の頃に自転車に乗ることを覚えれば、しばらく経ってからも乗ることができる。楽器の演奏を一度身につけると、何年か後にも演奏できることが多い。高度なものでは職人やスポーツ選手の技も同様で、反復練習によって身体で覚え、記憶されていく。手続き記憶には、一定の訓練で多くの人にできるものから他人にはまねのできない職人技まで、幅広いものが含まれる。

このような技や技能の記憶は、小脳と大脳基底核によって保存されると考えられている。認知症にかかっても、最も侵されにくい記憶である。「身体で覚える記憶」の代表格である車の運転も、運転操作それ自体は問題なくできる場合が多いが、曲がり角や車を止める場所の判断が鈍ったり、目的地を忘れてしまったりするために、トラブルが発生しやすくなるので注意が必要だ。

▼記憶の強さはどう決まるのか？

食べ物のおいしさや出会った人の美しさ、恐ろしい体験の恐怖感や、音楽や絵画から受けた感動など、鮮明な感情やありありとした感覚として残り続ける記憶がある。「情動記憶」と呼ばれるものだ。体験の具体的な内容は忘れても、「美しかった」「恐ろしかった」などの感覚だけは残り続ける。

認知症においても、この情動記憶（感覚の記憶）は最後まで残り続けることが特徴である。認知症の人は、自分を邪険にあつかう人の顔や名前は覚えられなくても、その人の足音や声の雰囲気などから存在を察知し、おびえることがある。反対に、自分を心地よく介護してくれる人のことも、感覚的に記憶していることがある。

感情的な印象を背景に「強い記憶」と「弱い記憶」、すなわち記憶の強弱が生まれる。深い感動を覚えた体験や恐ろしい体験などは強く残り続け、容易に思い出すことができる。印象の弱かったことは忘れることも多く、思い出すことも簡単ではない。

この記憶の強さ・弱さの差は、海馬の近くにある「扁桃体」という部位の影響で生じると考えられている。感情を揺さぶられるような情動刺激の強い出来事が起こると、扁桃体でのノルアドレナリン（神経伝達物質）の濃度が高まり、海馬における記憶定着の情報伝達が強く、速くなると考えられているのだ。

災害や犯罪などに巻き込まれ、恐ろしい体験をした後に起きる「心的外傷後ストレス障害（PTSD）」は、恐ろしい記憶が過度に強く定着したために発生する精神的障害である。恐ろしい体験がフラッシュバックしてよみがえり、激しい動悸や発汗、悪夢や睡眠障害などが生じる。

ノルアドレナリンの作用を抑える薬（α_1遮断薬）の早期投与で、PTSDを発症しにくくすることができるという研究報告がある。ノルアドレナリンが、記憶定着の強さに関わっていることを物語る事実である。

▼一〇六歳の美しい海馬

ある冬の日の午後、私は顕微鏡で脳の標本を観察していた。病理科の医師の説明を受けながら、プレパラート（標本を載せたガラス板）が次々と交換されていく。

何枚目だっただろうか、私はあるプレパラートに目を奪われ、その美しさに息を呑んだ。標本は、海馬の切片であった。ふくよかな丸みをおびて変形も萎縮もなく、細胞成分がしっかりと充満している。錐体《すいたい》細胞層も歯状回《かりゅう》の顆粒細胞層も確認された。四層から五層の配列で、銀河のように美しく並んでいた（図3－2）。

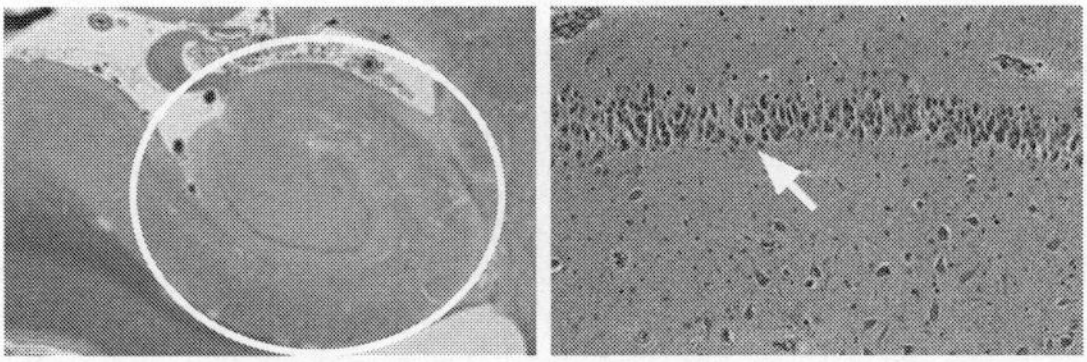

図3－2　106歳で亡くなった認知症患者の海馬の顕微鏡像
左は海馬の全体像（楕円で囲む）、ふくよかに丸みをおび、萎縮・変形はない。右は顆粒細胞層（→）で、細胞は4～5層の配列を示し、ほぼ正常像と判断される。

「きれいですね、まったく正常ですね」

私は思わず、病理科の医師に話しかけていた。

私がみていた標本は、一〇六歳で亡くなった婦人の脳である。その婦人は生来健康で、九〇代前半までは元気に一人暮らしをしていた。九六歳頃から物忘れが始まり、骨折を機に施設入所されると、「小人や馬がみえる」といった幻視症状が出てきた。

同時に、人の声が聞こえるなどの幻聴の症状や、一人でしゃべる「独語」も認められた。また、「せん妄」と思われる興奮症状にもたびたびおそわれ、食欲が減退して元気を失っていった。しかし、自宅に戻りたいという強い気持ちは損なわれず、一〇四歳で家に帰ると食事をもりもり食べ始め、幻視や幻聴もすっかり消えて、元気を取り戻したという。

この女性の、一〇二歳のときの改訂長谷川スケールの記録が残っている。総点数は八点（三〇点満点）で、記銘力を調べる項目は〇点（六点満点）であった。検査を行った作業療法士が、欄外に「注意がそれることはなく、落ち着いている」「理解は良好」

などと注意書きをしている。

一〇六歳で亡くなった際の脳には、後頭葉と頭頂葉に小さな脳梗塞（直径二～三ミリ）の多発が認められ、血管性認知症が疑われた。しかし、前頭葉や側頭葉の神経細胞は美しく、細胞脱落はほとんど認められなかった。

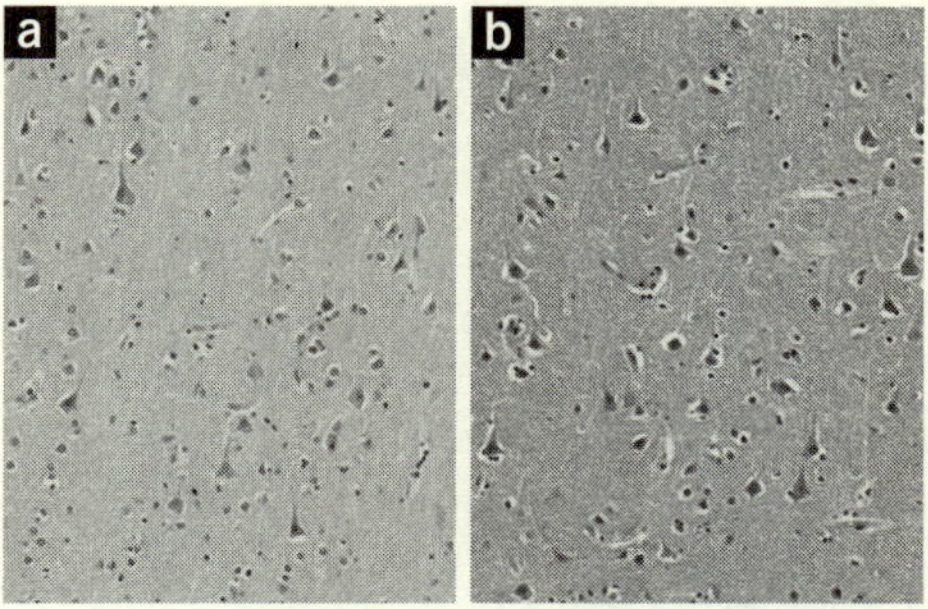

図3－3　106歳で亡くなった認知症患者の前頭葉皮質の病理組織像　神経細胞の密度や形(a)は、50代の男性（心疾患死亡例）の前頭葉皮質(b)とほぼ変わらず、正常である。

図3－3に、この女性の一〇六歳時の脳組織と、五〇代の男性の正常な脳組織を並べて示す。二つの組織像はほぼ同一であり、人の脳がもつ生命力の強さに深い感動を覚える。

ただ、海馬の美しさと記銘力の喪失という〝食い違い〟が気がかりであった。海馬・歯状回の顆粒細胞は、記憶情報が海馬に入る際の〝玄関〟のような役割を担っている。顆粒細胞の多い／少ないが、記憶力の良い／悪いに影響すると考えられている。認知症でまず脱落するのが、この顆粒細胞なのだ。

顆粒細胞は脳の中で次々と新生しており、三～四ヵ月で新しい細胞に置き換わる。細胞新生の能力が下がれば、顆粒細胞は減少していく。

一〇六歳のこの女性の脳には、顆粒細胞の減少はあまり認められなかった。九六歳で認知症が始まり、一〇年もの時間が経過しているにもかかわらず、その間にも顆粒細胞は何度となく新しい細胞に生まれ変わっていたのである。認知症を発症した人の脳で、顆粒細胞の新生が起きている事実に驚く。

一〇六歳で亡くなったこの女性が献体で示してくれた美しい海馬と、記憶力の低下という事実——。認知症は、学べば学ぶほど新たな謎が広がり、深まっていく。

▼記憶の再生をめぐるミステリー

作家の高橋克彦氏に、『緋《あか》い記憶』(一九九二年の第一〇六回直木賞受賞作)という作品がある。記憶のふしぎさ、奇怪さに迫る作品集である。殺人事件を組み合わせてホラー小説に仕立てられているが、認知症の症状を理解する際にもきわめて示唆的な内容が含まれている。

同書に収録された、幼児期の凄惨な体験(一緒に遊んでいた少女の母の死)を少しずつ思い出していく「遠い記憶」は、心の奥に封印されていた記憶情報がよみがえる過程が描かれた作品である。「あの家」を訪ねる旅の中で、凄惨な体験が静かに暴かれていく。そして、暗い部屋の死体の陰に、一人の人間の顔をみた記憶がよみがえる。

それは、自分の母親の顔だった。完全に失っていたはずの記憶が心の奥深くに残っていて、何かのはずみで思い出される。その瞬間の恐怖感が見事に描かれていて、忘れられない一冊となった。

かつて、一人穏やかに佇んでいた認知症の人が突然怒り出し、涙を流し始めるという場面に居合わせたことがある。少し間をおいて話しかけてみたが、原因はまったくわからなかった。「何かのきっかけ」や「もののはずみ」で遠い過去の記憶がゆがみながら復活し、不可思議な怒りと悲しみに結びついたのではないかと想像している。

記憶の中にある物語と現実の出来事とが、食い違うことは少なくない。心が勝手に〝修飾〟をほどこし、自分にとって都合のよい物語へと変えてしまうのだ。都合のよい物語とは異なる事実を突き止めたとき、あるいは突きつけられたとき、人はどのようにふるまうのだろうか。

自分に都合よく修飾していた物語とは別の、「自分にとって都合の悪い真実」を何かのきっかけで思い出したとき、人は動揺し、興奮し、怒りに見舞われることがあるに違いない。それは、他人には理解のおよばない世界である。認知症を生きる人は、いつも微妙にゆがんだ記憶世界の中を彷徨《さまよ》っている。何かの拍子にふと思い違いに気づいたとき、心の中に大きな嵐が巻き起こるのかもしれない。

記憶していたはずのことを「忘れた」と感じるとき、その背後には二通りの現象が潜んでいる。貯蔵されていた記憶情報が失われてしまった場合と、記憶情報は残っているが適切に再生で

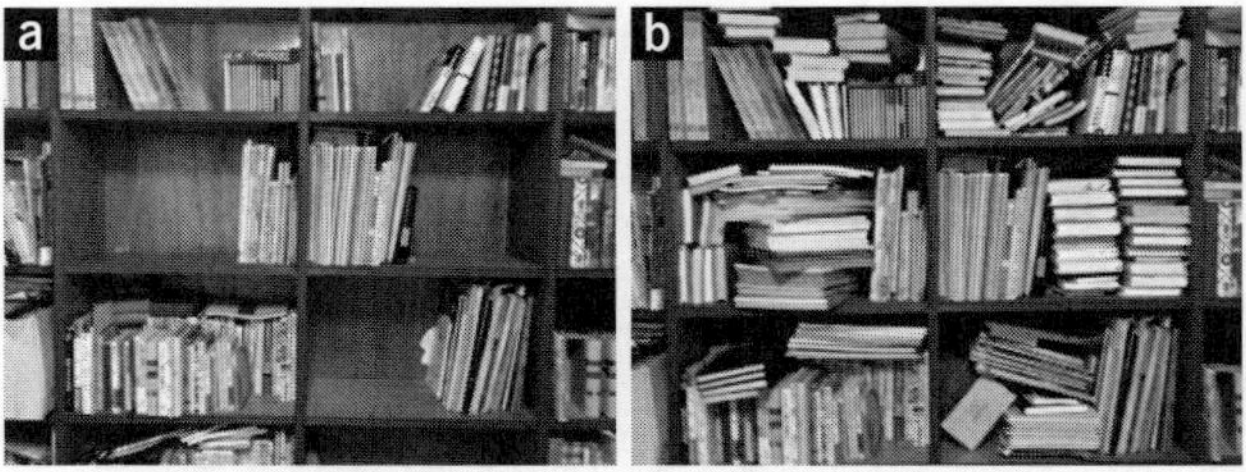

図3－4　記憶再生が困難な二つの病態　a：記憶情報が失われた状態（書棚から本や書類が失われたとき）、b：記憶情報が混乱し、取り出せなくなっている状態（本や書類が乱雑に積まれ、必要なものを取り出せないとき）。

きない場合とである。卑近な例で説明すると、書棚から本や書類が失われた場合と、書棚に本や書類は残っているが、乱雑でどこに何があるかわからなくなった場合に喩《たと》えられる（図3－4）。

この二つの違いを、私たちは通常、明確に区別することができない。情報としての記憶は残存していても、それが記憶を再生するしくみから外れてしまえば、失われたも同然だからである。失ったと思っていた記憶情報を、何らかのきっかけで取り戻したときにだけ、「ああ、覚えていたんだ」とわかる。記憶の蓄積のされ方、再生のされ方には、まだまだ未知の現象が多い。

認知症における「記憶の再生」の混乱は、認知症の人特有の不可解な症状の重要な原因になっていると私は推測している。「記憶の形成」の科学は、海馬の研究を通して発展しているが、認知症の症状の解明のためには、「記憶の再生」の科学の発達を待たなければならないことを痛感する。

第4章 乱れる本能、曇る理性、変容する気分

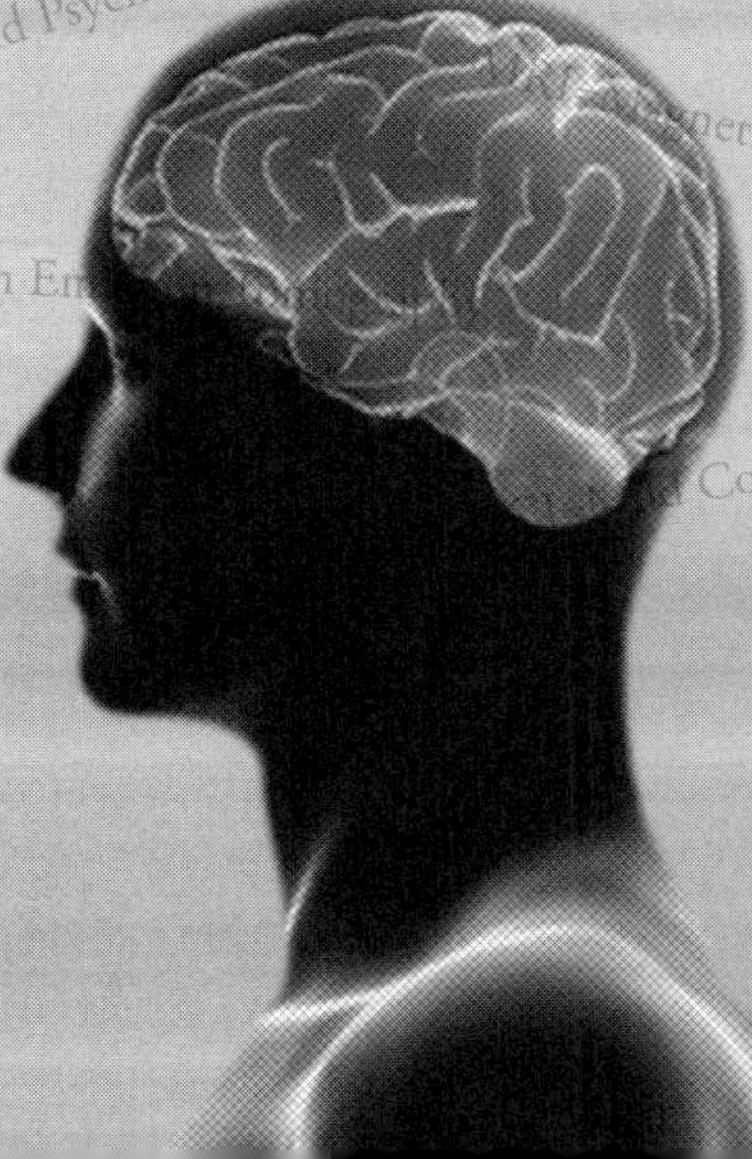

1　本能とは何か

人間には、「本能」と呼ばれる感覚がある。動物としての人間が、生存のために備えている必須の感覚である。飢餓感と食欲、性的欲求、恐怖感と逃避行動などが本能の代表である。

認知症の人を診ていると、この本能感覚に変化が生じていることに気づく。観葉植物の葉っぱを食べようとする、ペニスを露出させて女性に押しつけようとする、危ないものでも平気で触ろうとする、などの行動が折にふれてみられるのだ。

本能とは果たして何か？　どこにあり、どのようにコントロールされているのか？　認知症において本能感覚に乱れが起きるのは、病気としての本質的なことなのだろうか？　それとも、偶然にすぎないのか？

本章では、認知症と本能や理性、気分や感情の関係について、脳科学の立場から考えてみたい。

▼性的欲求が病的に高まる

本能の生理学的背景は複雑だが、扁桃体（核）にその基本的機能がある。35ページの図1－8でみたように、扁桃体は側頭葉の深部にあり、長さ一五～二〇ミリほどの大きさをした多数の神経核の集合体である。ＭＲＩ像では図4－1aのようにみえる。

左右両側の扁桃体を同時に損傷した際に特徴的な症状が起きることが発見されたのは、一九三九年のことである。アメリカの精神神経科医であるハインリヒ・クリューバーとポール・ビューシーがアカゲザルの脳の両側の扁桃体を切除するという実験を行い、その行動変化を観察した。

その結果、扁桃体を切除されたアカゲザルに、何でも口に入れる、物事に対して鈍感になる、ペニスの勃起や性欲の異常な高まりを起こす、記憶障害を生じる、などの症状が現れることを見出した。この実験結果

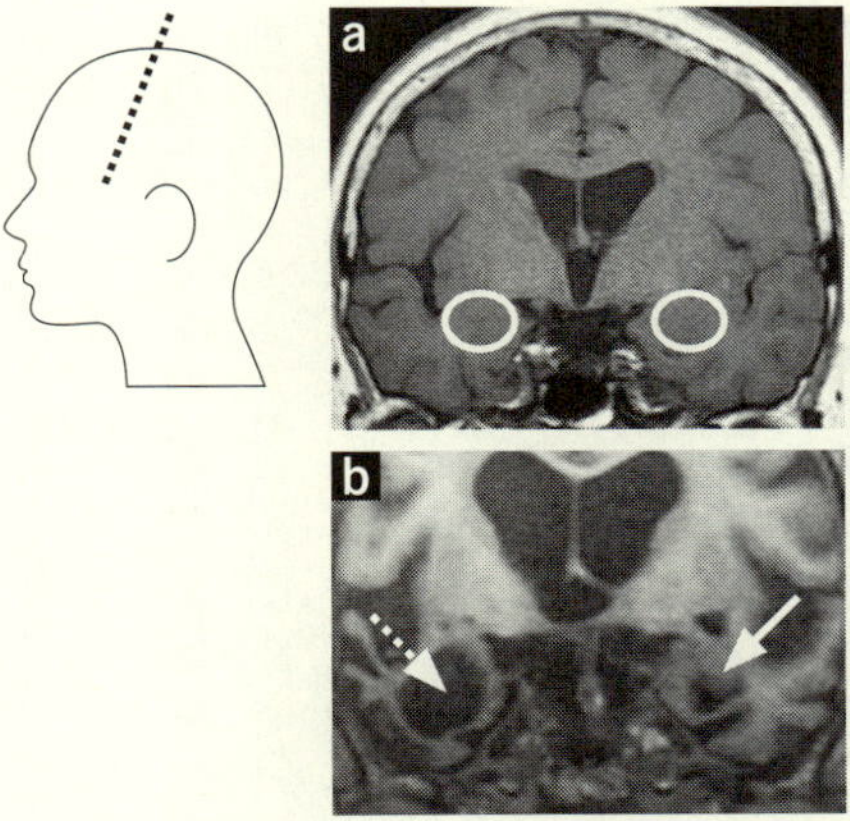

図4－1　扁桃体（核）　こめかみの後方を通るラインで、顔面に平行にスライスしたMRI像。a：正常な扁桃体（白丸で囲んである部分）。b：前頭側頭型認知症患者（61歳女性）のMRI像。左の扁桃体は、ほぼ完全に萎縮して形をとどめておらず（点線→）、右は若干残存している（→）ようすがわかる。

は両側扁桃体障害の代名詞となり、「クリューバー・ビューシー症候群」と呼ばれるようになった。

その後、人間の病気でも似たような現象が起きることが判明した。ヘルペス脳炎や前頭側頭型認知症（ピック病）、頭部外傷などで、クリューバー・ビューシー症候群と同様の症状が確認されている。人のクリューバー・ビューシー症候群は、次の症状を含む。

①感情の鈍麻や無関心、逆に過剰反応を示すこともある。
②目でみたものが何であるかわからない（視覚失認）。
③何でも口に入れる、食べ物でないものも食べる、ときに過食する。
④恐怖感が低下し、危険なものを避けなくなる。
⑤性的欲求が異常に高まる。

おわかりのように、冒頭で述べた三つの本能感覚の異常がすべて含まれている。

▼認知症と乱れた本能行動

左右両方の扁桃体が同時に侵される代表的な疾患が認知症である。特に、前頭側頭型認知症では両側扁桃体の萎縮が必ず発生する（図4-1b）。アルツハイマー型認知症でも、病状の進行にしたがって扁桃体の萎縮が発生すると考えられている。

認知症では、しばしば食行動の異常が発生する。嗜好の変化（好きだった食べ物が嫌いになる、嫌いだった食べ物を食べるなど)、異食(食べられないものを食べようとする、たとえば観葉植物の葉っぱや紙など）などである。また、危険なものや不潔なものに無頓着になる傾向も、認知症では認められる。こうした症状は、両側の扁桃体の障害を背景とするものである。

さらに認知症では、性的問題行動（「性的脱抑制的行動」と表現される）が発生する。あまり頻度が高くないのが幸いだが、ひとたび発生すると周囲の人々はきわめて介護困難な状況に陥《おちい》る。私の経験を紹介すると、ある老人施設で男性患者が自分のペニスを露出させて女性入所者に押しつけようとする行為があり、たいへん困難な状況が生まれた。やめるよう説得すると「わかった」という態度をとるが、すぐにまた始めてしまう。結局、精神症状を抑える薬（抗精神病薬）の使用で抑制するまで、止めることはできなかった。

また、認知症グループホームの管理者の方から、次のような相談を受けたことがある。

「男性の方なのですが、女性職員に対する性的欲求や言動が激しく、卑猥な言葉や態度が顕著で対応に苦慮しています。特に、若い職員が嫌悪感を示しており、どのように指導すべきか悩んでいます。認知症がかなり進んでいて、理解力はほとんどありません。このような場合には、やはり抗精神病薬の投与しか対応策はないのでしょうか？　もしそうとなれば、どのような薬が効果的でしょうか？」

この相談に対しては、精神科の受診と抗精神病薬（興奮を抑える薬）の使用の必要性を伝えた。両側の扁桃体の機能低下に関連すると考えられる認知症症状は、介護の対応や工夫、環境調整で収まることの少ない症状である。特に、性的欲求が病的に高まった問題行動は介護上の対応で改善することが少なく、薬物的治療が必要である場合が多い。

▼本能感覚の乱れは人格問題ではない

扁桃体が侵されると本能感覚が鈍って乱れ、さまざまな問題行動が起きることがある。だが、これらは脳機能の障害であり、運動麻痺や言語障害となんら変わらないと理解することが重要だ。

運動麻痺や言語障害をもつ人の介護で困惑する介護者は少ないが、性的な逸脱行動が生じると介護者は混乱し、介護への意欲を失ってしまうことがある。性的逸脱行動を「病気の症状」としてとらえることが難しく、人格問題とみなしてしまうことが背景にある。

「この人は、もともといやらしい人なんだ」「低劣な人格の持ち主なんだ」などと考えてしまったのでは、介護への意欲は萎《な》える一方だ。ペニスを見せびらかして歩くような問題行動に遭遇したときでも、それを「認知症という病気の症状」であるととらえて対処することが大切であり、そうでなければ、人を平等にみつめる医療や介護は成立しえない。

では、卑猥な言動が出た場合に、どのように対処すればいいのだろうか？

まず、なぜそのような言動が起きたのか、その背景を考えなければならない。日常生活上の変化など、患者さん本人を不安な気持ちにさせてしまう出来事がなかったか、不満や不信感を引き起こす原因がなかったか、などを考慮して対応する必要がある。

同時に、性的逸脱行動が続くようなら、毅然とした態度で臨むことも大切だ。言葉で諌《いさ》めるとともに、態度や表情などで介護者の意思をきちんと伝える。認知症の人は言葉を理解できないことも多いが、言葉をかけながら態度や表情などを含む雰囲気の全体で毅然として意思を示せば通じることがある。あいまいに逃げたり笑ってごまかしたりすると、かえってエスカレートしやすい。

問題行動が執拗に繰り返される場合には、医療機関への受診を検討すべきである。先にも述べたように、性的逸脱行動は介護の工夫や対応では収まりにくい症状の一つである。必要に応じて医師に相談し、薬物療法を含めた適切な対応をとるべきである。

2　理性と大脳皮質

▼理性と知能と社会性——前頭葉の役割

本能のコントロール機能は扁桃体にあることを述べてきたが、それでは「理性の座」はどこにあるのだろうか？　現時点での脳科学の答えは、前頭葉にあるというものだ。

理性とは、感情におぼれることなく、筋道を立てて考え、判断する能力である。考える内容の中心には、正しいか／間違っているか、良いか／悪いか、真実か／嘘かといった根源的なことが含まれる。個人的主観ではなく、時代や社会に応じて客観的に考え、判断する能力が理性であると言えるだろう。

32ページの図1－7で確認したように、大脳皮質は四つの領域に分かれている。そのうち、前面を占める広い領域が前頭葉である。前頭葉は、さらに前方部分の「前頭連合野」（前頭前野）と後方部分の「運動野・運動前野」（手足などの運動の指令を出す部位）、「運動性言語野」（考えたことを言葉にして話す指令を出す部位）から成り立っている。思考や判断、理性や感情などの機能は、前頭連合野が担っている。

前頭連合野は、いくつかの部分に分かれて機能している（図4－2）。最近の社会脳科学の研究成果をもとに、わかりやすく説明してみよう。

A：知能の座

知的活動（論理的思考、推測、想像、計算、課題遂行など）が行われる外側面（図のA）は知能指数と関係が深く、「知能の座」と呼ばれている。知能の座は、論理的な記憶の再生にも関わっている。

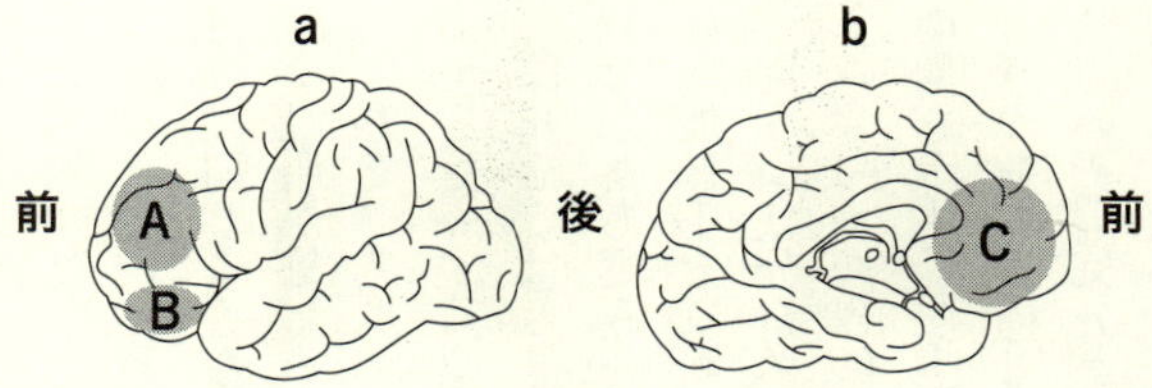

図4－2　前頭連合野（前頭前野）の三つの領域　（a：大脳の外側面、b：大脳の内側面）　A：外側面には知能の座が、B：基底部には理性の座が、C：内側面には共感や社会性などの機能があると考えられている。

B：理性の座

前頭葉基底部（図のB）は「理性の座」と言われ、感情や欲望のコントロール、不適切なことを我慢する機能をもつと考えられている。この部分が障害されると、脱抑制的行動（第2章、58ページ参照）と呼ばれる問題行動を起こす。食べたいものを見つけると、お店の中で買う前に食べてしまう、隣の家の庭から花を摘んできてしまう、などである。

C：共感と社会性の座

前頭葉内側面（図のC）は、周囲の人や物事に対する共感や社会性の保持などの機能を担うと考えられている。ここが障害されると人を無視したり、他人の心の痛みや悲しみを理解できなくなると言われている。

▼前頭葉が障害されると

認知症では、前頭葉はさまざまな形で侵され、病的な言動の原因となる。

前頭側頭型認知症で認められる周囲への無関心や立ち去り行動、社会的ルールの無視（脱抑制的行動）、好きな食べ物を食べ続けるなどの症状は、いずれも前頭連合野の障害として説明可能である。落ち着きのなさや多動状態なども、両側前頭葉の障害に基づくと考えられる。ただし、毎日、同じような時刻に同じような行動をとる時刻表的行動などのしくみは、前頭葉の障害だけでは説明が難しい。

一方で、アルツハイマー型認知症では、発症初期に侵される頭頂葉などでの情報処理機能が低下するため、前頭葉も正しく機能しない。症状の進行とともに、全般的な知能低下が現れる。認知症ではときどき、抑うつ気分や意欲・自発性の低下などが認められる。抑うつ気分とは、気分が落ち込み、何をしても喜びを感じられず、自分の価値を見失った心理状態を指し、前頭葉の機能低下を反映した症状と考えられている。

抑うつ気分を示す認知症では、脳SPECT検査で左右両方の前頭葉の機能低下を示すことが多い。図4－3に、アルツハイマー型認知症の人で気分の落ち込みがひどい症例の脳SPECT画像を示す。頭頂葉とともに、左右両方の前頭葉に明らかな血流低下が生じていることがわかる。

うつ病でも同じ傾向（前頭葉の血流低下）が認められ、うつ病診断の一つの方法として試行されている。気分が大きく落ち込んだときには、病態として前頭葉の働きが低下していることが示唆され、抗うつ剤の服用やカウンセリングなどの治療が必要である。

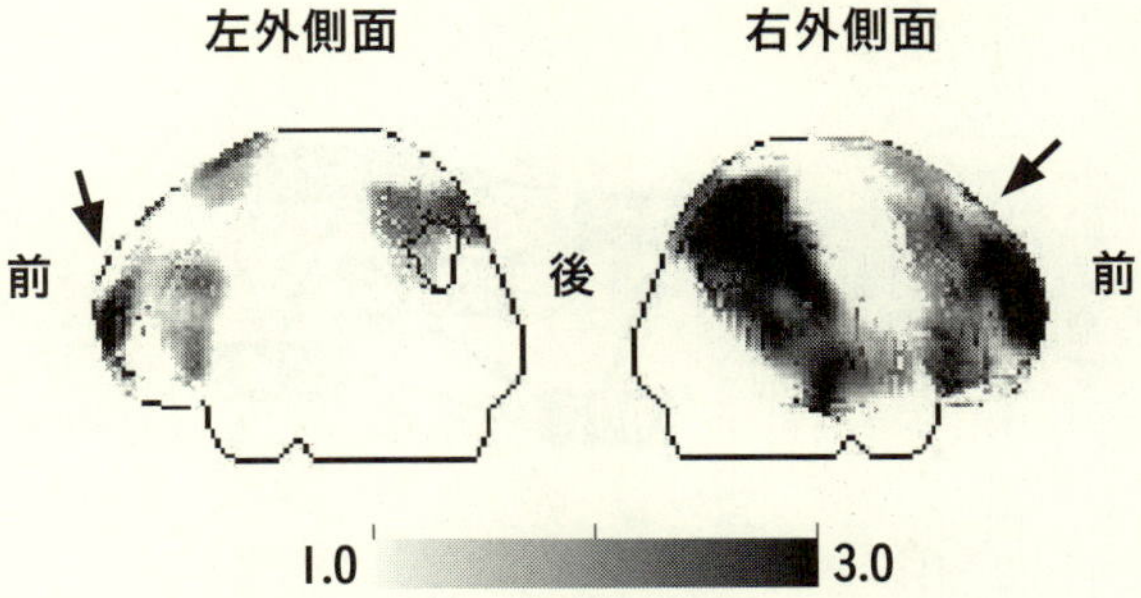

図4－3　抑うつ症状を合併したアルツハイマー型認知症の脳SPECT像
両側の頭頂葉と前頭葉に血流の低下が起きている。頭頂葉の低下はアルツハイマー型認知症の変化を、前頭葉の低下(→)は抑うつ症状を反映している。

同時に最近の脳科学は、このような働きが前頭葉単独のものではなく、「前頭葉システムサーキット」という神経回路全体の働きであることを示唆している。

▼中枢《センター》からネットワークへ

認知症の示す多くの症状が、大脳皮質の障害から説明されつつある。

ご存じの方も多いと思うが、過去の脳科学では脳の機能を説明する際に「中枢」という言葉が使われてきた。「中枢」とは、「運動中枢」「言語中枢」「呼吸中枢」などのように、一つの機能を担う「脳の場所」である。「〇〇中枢」と言えばわかりやすいが、脳のしくみはそう単純なものではない。中枢という考え方だけに囚《とら》われていては、脳科学の進歩は止まる。

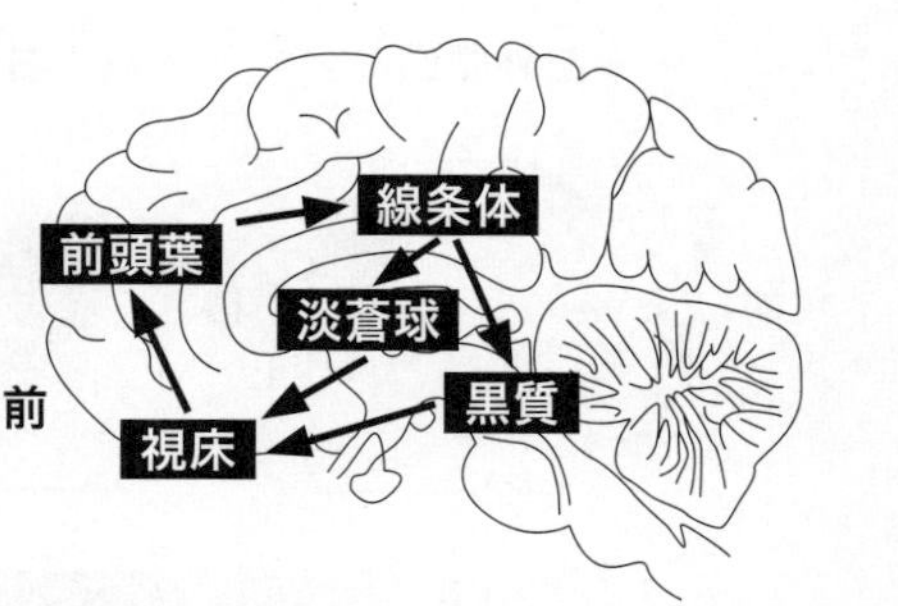

図4－4　前頭葉システムサーキット　前頭葉の働きは、前頭葉だけでなされているわけではない。図のような各部を経由する回路（サーキット）によって前頭葉は機能している。このため、前頭葉から離れた部位、たとえば視床が損傷しても前頭葉が侵されたような症状が出ることがある。「視床性認知症」などの症状は、このことから説明される（Cummings 1993）。

現代の脳科学では、多くの脳機能は特定の中枢ではなく、「脳内の回路（サーキット）」「ネットワーク」によってもたらされると考えられている。ここまでに紹介してきた前頭葉の各機能も、「特定の場所」で担われているのではなく、脳内の多くの部位をつなぐ脳内サーキット（「前頭葉システムサーキット」と名づけられている）の機能によってもたらされる。

図4－4に示すように、前頭葉システムサーキットには「前頭葉→線条体→淡蒼球／黒質→視床→前頭葉」という五つの小回路が並行して存在しており、全体で前頭葉機能を担っていると考えられている。前頭葉から遠く離れた部位、たとえば視床の損傷によって、前頭葉が損傷したときと同様の症状が出ることが、このサーキットによって説明可能となる。中脳（黒質と呼ばれる神経核）が侵されるパーキンソン病で気分が大きく落ち込む症状（抑うつ気分など）が出やすい理由も、この前頭葉システムサーキッ

トで説明できる可能性がある。

第5章で述べる「自分を振り返り、反省する脳機構」＝「デフォルト・モード・ネットワーク」も、同じように脳内の多数の領域をつなぐネットワーク的な脳機構である。複雑な脳機能や高次脳機能は、その多くがサーキットやネットワークの研究を通して解明されつつある。脳科学研究の対象は、「センター（中枢）」から「サーキット」「ネットワーク」へと移行しているのである。認知症のさらなる実態も、そのような研究を通じて解明されていくであろう。

3　感情と気分——神経伝達物質の役割

脳における情報の伝達は、「インパルス」と呼ばれる電位の変化が神経線維を伝わることで実現されている。同時に、「神経伝達物質」と呼ばれる化学物質も、重要な役割を果たしている。

脳の働きを調節するのは神経伝達物質であり、脳に効く薬（睡眠薬や精神安定剤など）の多くは、神経伝達物質の効果を強めたり弱めたりすることで薬効を発揮している。特に、人の感情が神経伝達物質によってコントロールされていることが、徐々に解明されてきている。

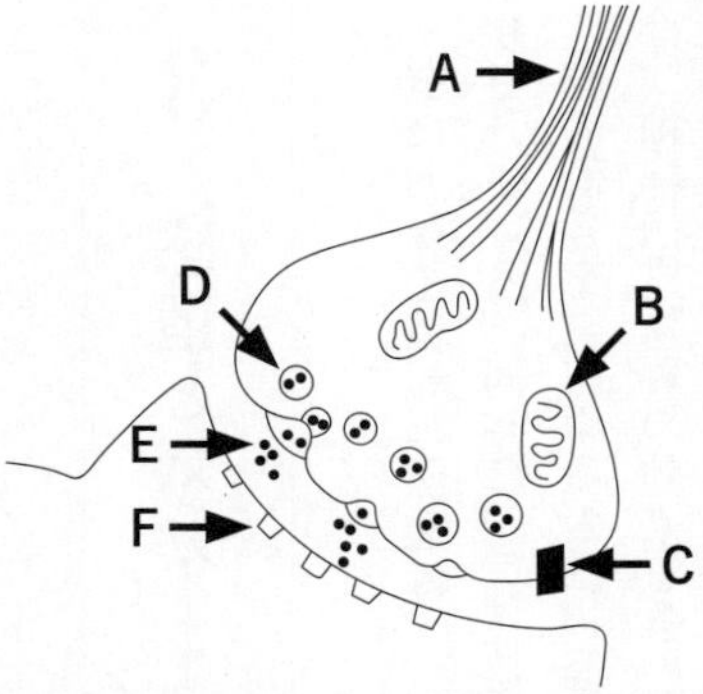

図4－5　シナプス　A：軸索（神経線維）、B：ミトコンドリア、C：トランスポーター（余った神経伝達物質を回収する部位）、D：シナプス小胞（神経伝達物質がつまった小さな袋）、E：シナプス間隙に放出された神経伝達物質、F：シナプス後膜（伝達のための受容体が存在する）。

神経伝達物質の役割は、認知症の世界でも決定的に重要であり、神経伝達物質を追究することが認知症のふしぎな症状を解き明かすことに直結している。

▼グルタミン酸とGABA

神経細胞（ニューロン）同士の連結部（シナプス）の情報伝達は、化学物質によって行われる（図4－5）。連結部分の隙間を「シナプス間隙」と呼び、一方の神経細胞からシナプス間隙に放出された化学物質が他方の神経細胞の受容体に入ることで情報が伝わる。

この化学物質こそ、「神経伝達物質」である。一〇〇種類以上あると言われる神経伝達物質のうち、主なものを表4－6に示す。認知症研究において、いくつかの神経伝達物質の働きが解明され、治療薬に応用されている。

神経伝達物質の中には、意外なところで日常生活になじみの深いものが存在する。おいしい料

神経伝達物質	説明
グルタミン酸	大脳における代表的な神経伝達物質。感覚情報伝達、前頭葉システム、記憶回路など多くの機能を担っている。
アセチルコリン	運動神経系と自律神経系を動かしている。記憶にも関わると考えられている。
セロトニン	脳内に広く分布し、睡眠や覚醒の生体リズム、情動に関わる。うつ病治療薬はセロトニンの効果を高める。
ノルアドレナリン	脳幹青斑核などが起始核で、怒り、恐怖、衝撃など情動に深く関わる。また交感神経の効果器への伝達を担う。
ドパミン	黒質、線条体などに広く分布し、快感、歓喜、創造、妄想などに関わる。パーキンソン病では病態の中心を占める。
オレキシン	視床下部外側野で分泌され、意識の覚醒、食べ物の摂取に関係する。
GABA	脳の活動を抑制する。大脳、小脳に分布する。睡眠薬の多くはGABAの働きを高めることで睡眠効果を発揮する。
サブスタンスP	末梢から中枢への痛覚伝達に関与する。
一酸化炭素	気体も神経伝達物質であり、記憶に関わると考えられている。
その他	ヒスタミン、エンドルフィン、バソプレッシン、副腎皮質刺激ホルモン、グリシン、タウリン、一酸化窒素など。

表4－6　代表的な神経伝達物質

理に不可欠なダシのうま味成分である「グルタミン酸」も神経伝達物質の一つで、大脳皮質全域および海馬などで主要な情報伝達を担っている。認知症患者のシナプス間隙でグルタミン酸の局所的過剰が発生し、脳機能を阻害することが注目されている。

グルタミン酸は「NMDA受容体」と呼ばれる受容体に結びつくことで神経伝達を行うが、シナプス間隙でグルタミン酸の濃度が持続的に上昇することでノイズが生まれ、NMDA受容体の正常な働きが阻害されることがあるのだ。第8章で詳述するが、その悪影響を防ぐ薬「メマンチン」が治療薬として認可されている。

また、「ストレス社会と闘う」を謳《うた》い文句とした「GABA」入りチョコレートというものがある。GABAは脳の活動を抑制する神経伝達物質で、脳の細胞を休ませることを仕事としている。多くの睡眠薬や鎮静剤、精神安定剤は、GABAの作用を促進することで効果を発揮する。認知症ではGABAの効果が増大する傾向が認められ、脳機能が抑制傾向にあることが指摘されている。

アルツハイマー型認知症では、やはり神経伝達物質であるアセチルコリンが不足することで、記憶障害などの症状が起きると考えられている。アセチルコリンの分解を抑制し、活性を保存する薬がドネペジルやガランタミン、リバスチグミンであり、アルツハイマー型認知症の治療薬として認可されている（第8章1参照）。

ちなみにアセチルコリンは、運動神経系や自律神経系においても重要な役割を担う神経伝達物質である。アセチルコリンの伝達が阻害されると、全身の筋肉が弛緩する重症筋無力症という病気を発症する。

▼脳内麻薬がもたらす感情

マラソン選手は苦しみに耐えながら走っている。サッカー選手もまた、九〇分という長い時間を走り抜く。彼らはみな、長時間の苦しみに耐えるために、トレーニングを積んで強い心身をつくっている。

しかし、苦しみに耐える力だけで競技を続けられるものだろうか？　競技を続ける中で、選手たちはペースをつかみ、高いテンションを保っている。苦しみを超えて意気揚々と走り続けている。この精神的活力は、どこから来るのか。

脳内には、ふしぎな物質がいくつもある。「脳内モルフィン（モルヒネ）」と呼ばれる物質もその一つで、脳内で分泌される麻薬様物質である。苦しみに耐えて走っている選手たちの脳内では、脳内モルフィンが分泌されている。脳内モルフィンの効果によって苦しみが緩和されることで新たな活力が生まれ、競技を持続できると考えられている。ジョギングする人では「ランナーズハイ」、山登りをする人では「クライマーズハイ」などと表現される高揚した気分は、脳内麻薬による作用を表したものだ。

脳内モルフィンは、37ページの図1-10に示した「視床下部」から分泌される。中脳からのドパミン分泌を促して鎮痛作用や気分安定化作用をもたらすことにより、快感や充実感を感じると考えられている。

分泌のメカニズムは不明な点が多いが、苦しみに耐えてなお努力するときに分泌されてくる可能性が高い。厳しいトレーニングに耐えて努力する人だけが達する「高い境地」と関係するのではないか。走ることが日常化した人たちは、走らないでいると体調が保てずに気分が悪くなり、走ることによって心身の安定を維持しているという。これもまた、走ることによって分泌される脳内モルフィンの作用と考えることができる。

幸福感や喜びの感情は、ドパミンの作用によって生じる感情である。ドパミンの分泌には、前述のように脳内モルフィンの作用が介在している。私たちが経験するさまざまな感情は、いわば神経伝達物質の連鎖反応によって湧き上がってくるのである。

▼無気力や意欲低下の陰にセロトニンあり

長い人生の中では、さまざまな局面で気持ちが落ち込むことがある。たとえば、大学生の「五月病」は、厳しい受験を経て大学に合格した学生が虚脱感に襲われ、無気力状態に陥る現象である。出産を終えたばかりの女性に起きる「産褥期《さんじょくき》うつ病」や、家を新築して引っ越した後に起きる「引っ越しうつ病」なども知られており、定年退職後の人にもうつ病が起きやすいと言われている。

うつ病の基本症状は「抑うつ気分」と表現され、気分が落ち込み、空虚感に襲われ、何をしても喜びを感じられず、生きている意味や自分の価値を見失った心理状態である。何事にも関心を示さず、自発的には何もしようとしない心理状態を指す「無関心状態」は、抑うつ症状に比べてより幅広い言葉である。

これらの症状が起きる根底には、神経伝達物質セロトニンの分泌低下があると考えられている。抑うつ症状の治療薬（抗うつ剤）は、脳内のセロトニンを増加させることで効果を発揮している。

▼「怒り」を呼び起こす六つの神経伝達物質

怒りの感情には、多数の神経伝達物質が関わっている。すなわち、セロトニン、GABA、アセチルコリン、ノルアドレナリン、ドパミン、グルタミン酸の計六種類である。

これら六つの神経伝達物質が、扁桃体を中心とする神経回路と前頭葉における神経回路の中で作用することで、怒りが発生する（図4－7）。扁桃体中心の回路では直感的・瞬間的な怒りが

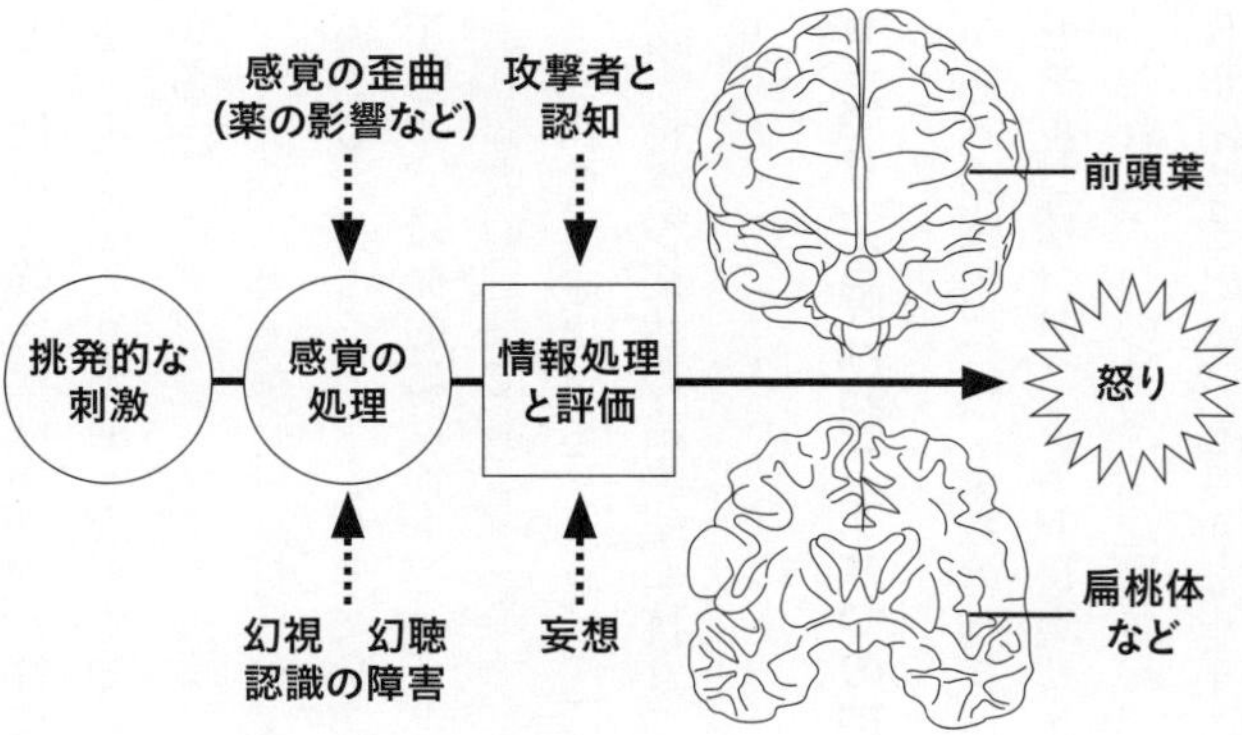

図4－7　怒りのプロセス　二つのプロセスが結合して怒りが生み出される。扁桃体を中心とする機能と、前頭葉（前頭葉底面、帯状回など）による機能である。扁桃体では感覚的・衝動的な怒りを引き起こす。前頭葉では冷静な怒りを起こし、また扁桃体の"暴走"を抑制する(SieverLJ, 2008から引用、一部改変)。

発生し、前頭葉の回路では理性的な怒りが生じると考えられている。

先にも紹介したように、認知症では「易怒性」というちょっとしたことで激しく怒り出す行動や心理症状が知られている。易怒性は、自分に無関係であっても些細なことに刺激を受けて激しく怒る症状を指すが、それだけにとどまらない。怒りを発散するために人を怒鳴る、電話をかけまくる、自分の正当性を認めさせたところでやっと怒りの矛を収める、といったところまでエスカレートする。

易怒性と易刺激性（ちょっとしたことに刺激を受ける症状）は似ているが、易怒性は他人への攻撃性をもち、より激しく制御困難な症状である。認知症の易怒性が暴力に結びつくことは少ないが、健常人の易怒性はときに暴力に結びつく。「キレる」という現象が、易怒性に近いだろう。

ノルアドレナリンを抑えるα_1遮断薬で易怒性が抑えられるという研究結果もあり、病的易怒性が薬によって治療できるとすれば、介護者には朗報である。第8章で詳述するが、メマンチンという認知症の新薬が易怒性の緩和に有効性を示しており、効果が期待されている。

▼不安感や恐怖心はどこから来るか

認知症のケアにあたっては、心の内面を理解することが大切である。認知症の人の心の奥深くにはつねに孤独感があり、ちょっとした環境の変化でも不安や恐怖が広がる心理状態にある。

大きな声をあげる叫声、暴力的な態度、夜になると家を出て行こうとする帰宅願望……。どんな言動の背後にも、孤独と不安、恐怖が介在していることに配慮しなければならない。認知症の人を家族にもち、介護にあたる人は、こうした「認知症の人に独特な心理」を理解することが求められている。

不安感や恐怖感という心理状態の背後にも、脳内の神経伝達物質の活動がある。不安も恐怖も、脳内の化学物質の働きによって生まれてくるのだ。その主役は、ノルアドレナリンとセロトニンである。ともに脳幹の神経核から分泌され、扁桃体などに働くことで、不安感や恐怖感の発生に関わっている。さらに多くの神経伝達物質がこれらのネガティブな感情に関係していると考えられ、研究の進歩が期待される。

認知症の人の不安感や恐怖感をケアやカウンセリングだけでは癒しきれないときには、「抗不安薬」が有効である。抗不安薬は、精神安定剤やマイナートランキライザーなどとも呼ばれ、現代社会ではかなり広く使用されている薬である。ＧＡＢＡの働きを強めて脳内の活動全般を抑制することで、効果を発揮する。

第5章 「私」とは何者か? 見当識障害と脳機能

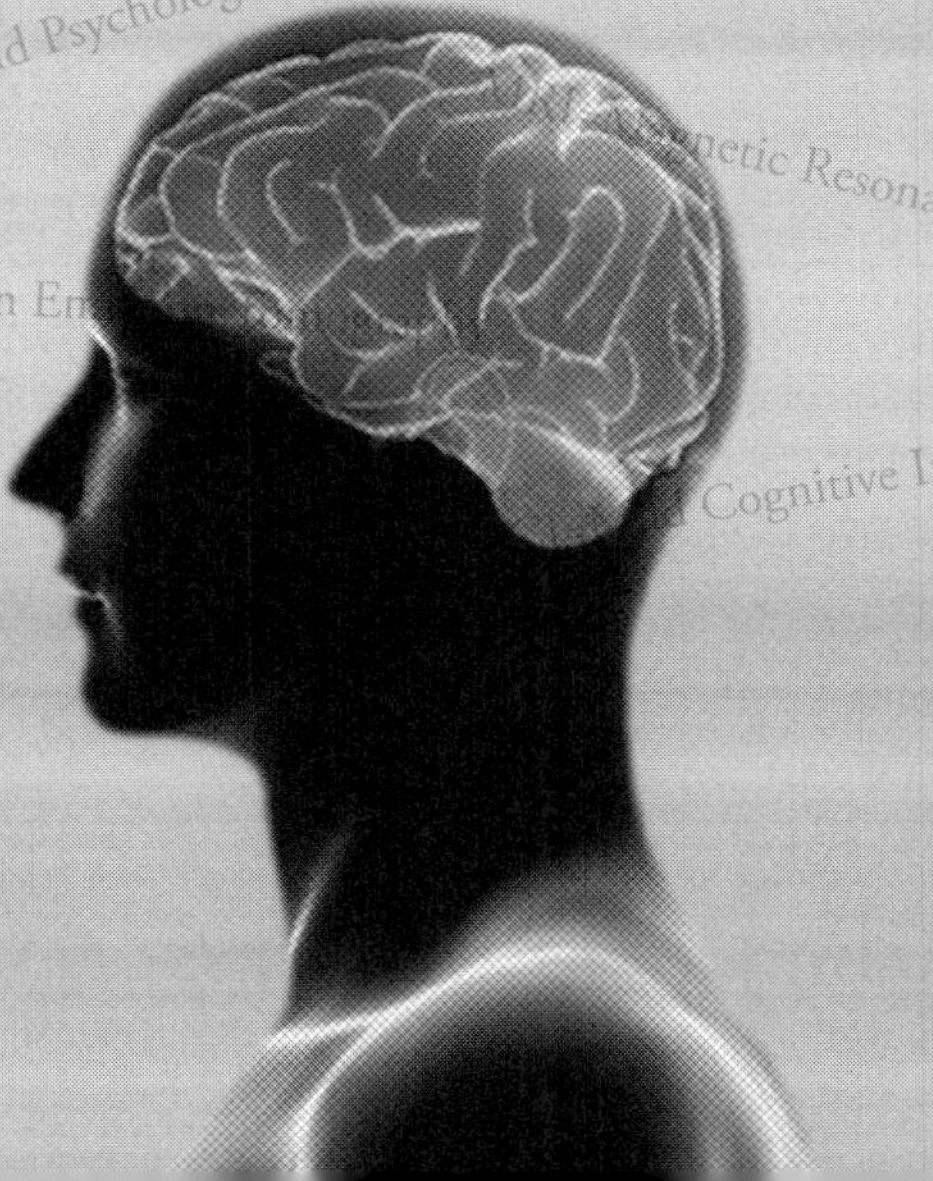

物忘れは比較的自覚しやすい知的衰えだが、自覚しにくい知的な衰えもある。

相当にズレたことを言ったり行ったりしながら、当の本人はまったく気づいていないという状況だ。主に自分に原因のある失敗であっても、そのことに気がつかない。そうした事態が繰り返されると、まわりの人々は強い違和感を覚え、戸惑い、やがて信頼が失われていく。

認知症が進行した人の脳では、自分自身を振り返る力、自分を把握する力が低下している……。

▼愚痴も反省も後悔も──自分を振り返る力

人はさまざまな思いを胸に生きている。

ふだんは弱音を吐かない人、不平を口にしない人でも、ひとりでくつろぐ時間には、心の中にいろいろな思いが渦巻いているに違いない。

〈安月給でこき使われて、ひどいもんだ〉

〈ノルマ、ノルマでたいへんだ……。こんな会社、辞めたいな〉

愚痴のような思いは、過去や未来を巻き込みながら徐々に高まっていく。

〈ここを辞めても次の仕事があるかどうか……？　困ったな〉

〈一〇年後に自分はどうなっているのだろう？　結婚できるのだろうか？〉

めぐる思考は、自分自身に対する反省や再起への思いにもおよぶ。

〈自分には夢があったはずだ。どこで挫折したのだろう？〉

〈俺もだらしないな、もう一回挑戦してみようか〉

私たちは日々、心の中で大いに愚痴っている。取りとめのない思考も、やがては自分の来し方を振り返り、新たな道を探る思考へと深まっていく。

愚痴も反省も後悔も、人生を豊かなものへと高めてくれる大切な心の基盤である。ときには現実を受け入れて我慢する。ときには大きな決断をし、精一杯の夢や目標を見据えて新たな旅立ちを開始する。このような、自分自身についての思考は、たとえば仕事のためにあれこれ思案する思考とは、まったく別のタイプのものである。

脳には、「課題や目標のはっきりした仕事を首尾よくこなす」ためのネットワークとともに、「自分を振り返り、将来を考え、自分のあり方を考える」ネットワークが存在する。後者は、「デフォルト・モード・ネットワーク」と呼ばれる脳の働きであり、「自己振り返り機能」「自己内省機能」とも言うべき大切な知的能力の一つである。周囲からの批判を受け入れ、反省することも、「自己振り返り機能」の為《な》せる業《わざ》である。

▼「私」とはナニモノか？

　私が高校生の頃、街行く人々にいろいろな質問をぶつけるドキュメンタリー番組があった。「昨日の今頃は何をしていましたか？」「自分が愛されていると感じることがありますか？」「東京は住みよい場所だと思いますか？」――矢継ぎ早に問いかけられ、最後には必ず「あなたは誰ですか？」と訊ねられる。

　多くの人が、うまく答えられずに立ちすくんでいた。寺山修司による番組と記憶しているが、自分について問われると、人は戸惑うものなのだと教えられた。

　仕事でも家庭でも、日常生活において自分について問われる機会は少なくない。「何をやりたいのか」と問われ、明快に答えられない。「お前は置かれた立場をわかっているのか」と叱責されても、なぜ怒られたのかさっぱりわからないことがある。自分を振り返り、自分の置かれた状況を把握することは、生きていく上でとても大切なことである。

　認知症には、「自分についての見当がつかなくなる症状」が必ずともない、「見当識障害」と呼ばれている。今日の日時がわからなくなり、今いる場所の理解があやふやになる。自分の置かれた状況がわからない。定年退職して何年も経つのに、いまだ現役の会社員のつもりで行動してしまう、などの言動である。

自分が病気であることを認められない病識の欠如もまた、見当識障害の症状の一つだ。自分が認知症になっていても、そのことを自覚できない。病院の受診を勧められても拒否する。「物忘れ」だけであればメモをとり、アラームを利用し、予定表を用いることで一定程度は補うことができる。だが、見当識障害は補いようがなく、最も認知症らしい症状であると言える。

見当識障害や病識欠如が生まれるメカニズムは、いったい脳のどこにあるのか？　さらに言えば、「私とはナニモノか」という問いに答える脳のしくみは、どこに存在するのだろうか？

▼デフォルト・モード・ネットワーク——斬新な理論のデビュー

二〇〇一年、ワシントン大学のマーカス・レイクル教授らが「デフォルト・モード・ネットワーク」（default mode network）という新しい脳機構を提唱した。私は、見当識障害や病識欠如が発生するしくみについて、このデフォルト・モード・ネットワークの障害によって説明が可能なのではないかと考えている。

レイクルらは、目を閉じてゆったりと横たわっている人の脳の活動を詳細に研究した。人間の脳は、何もしていないときでも活発に活動しており、その事実は脳波の研究などを通じて古くから知られてきた。

では、そのとき脳は、いったい何をしているのか？　レイクルらは、その「何もしていないと

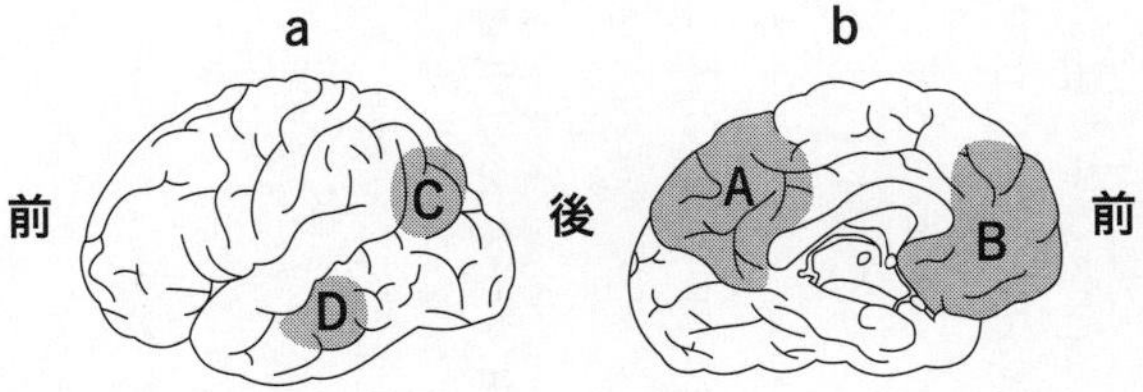

図5ー1　デフォルト・モード・ネットワーク　(a：大脳の外側面、b：内側面) A：頭頂葉内側面(後部帯状回、楔前部)を中心に、B：前頭葉、C：角回近傍部、D：側頭葉におよぶ領域を「デフォルト・モード・ネットワーク」と呼ぶ。図5-2で立体的に表示。

き」の脳に関心を抱き、徹底的に調べたのである。

やがて、意外な事実が明らかになった。「何もしていないとき」の脳の活動レベルは概して低くはなく、「何かをしている脳」の活動レベルより五％程度低いレベルで活動していることが判明したのである。レイクルらは、「何もしていない脳」の中に互いに連絡を取り合って高いレベルで活動している部位があることを発見し「デフォルト・モード・ネットワーク」と名づけた。この新たな脳機構について論文を発表しようとしたレイクルらは当初、掲載を拒否されたこともあったという。

研究が継続された結果、さらにふしぎな事実が明らかになった。レイクルらが「デフォルト・モード・ネットワーク」と呼んだ脳の各部位は、人間が活発に何かを始めると、活動レベルが低下したのである。

一生懸命仕事をしているとき（ノルマを達成するような活動に取り組んでいるとき）には沈静化しているにもかかわらず、仕事が終わり、くつろいでいるとき（安静な休息状態）には活発に活動する。人間がガンガン働いているときには静かにしていて、のんびり休息しているときには活発に興奮する神経細胞のネットワーク――脳内における、このふしぎな現象の発見には、新鮮な驚きがあった。

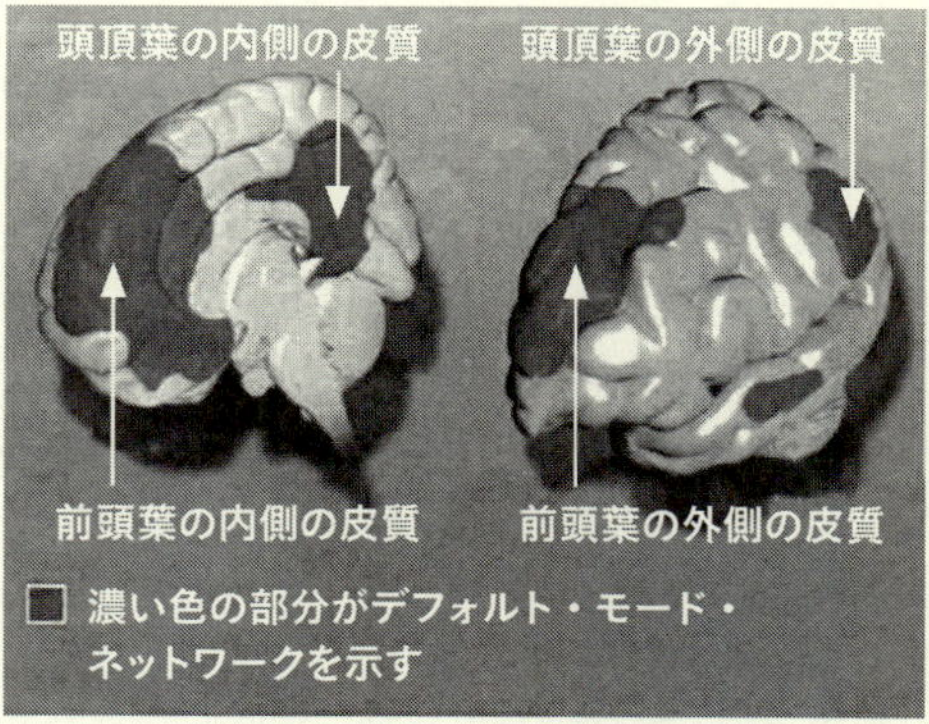

図5－2　デフォルト・モード・ネットワーク（レイクル教授によるシェーマ図。左が大脳の内側、右が大脳の外側）　脳のふしぎなエネルギー活動について、レイクル教授は「ダークエネルギー」と呼んだ。ダークエネルギーに支えられた領域（白い矢印で示された濃い色の部分）がデフォルト・モード・ネットワークである（“The Brain's Dark Energy”, *Scientific American* 2010.3から引用）。

デフォルト・モード・ネットワークはその後、きわめて重要な働きを担っていることが解明された。「自分について振り返る思考をする脳機構」である可能性が推測されているのである。同時に、認知症や統合失調症、うつ病など、脳疾患や精神疾患においても重要なカギを握っていることが示唆されている。解剖学的な部位を、図5－1と図5－2に示す。左右の大脳が合わさった頭頂葉の内側面に中心的な部位があり、さらに前頭葉と側頭葉の一部が含まれている。

難しい言い方になって恐縮だが、解剖学用語では「後部帯状回、楔前《けつぜん》部」(図5-1A)、「前頭葉内側面」(同B)、「頭頂連合野の後半部」(角回《かくかい》近傍部、同C)、「中側頭回《ちゅうそくとうかい》」(同D)などから成り立っている。大まかに言えば頭頂葉と前頭葉、特にその内側から成り立っているとご理解いただきたい。

▼「自分を振り返り、反省する」脳のしくみ

レイクルらの研究で、デフォルト・モード・ネットワークの働きは「自分について考える」「自分を振り返る」ことにあり、自分の過去を回顧する、自分の未来を考える、自分を何かに投影して考える、などの思考が含まれることが推測されている。

前述したように、人間の脳は「課題や目標のはっきりした仕事を首尾よくこなす」ためのネットワークとともに「自分を振り返り、反省し、将来を考え、自分のあり方を考える」ネットワークをもつ。二つのネットワークの働きがバランスよく機能して初めて、仕事や私生活、それを支える個人的な思想が成り立つ。

デフォルト・モード・ネットワークは、自分の過去と未来を思い浮かべながら、内面の情緒的想像や思考を通して人生を豊かにする機能を担っている。「デフォルト(default)」は本来、「欠席」という意味の言葉だが、レイクルらは「休み中に働いている」ことを表現したのだろう。実

際の役割からみると、デフォルト・モード・ネットワークは「自己振り返り機構」「自己認識機構」などと名づけることが適切だと思われる。

デフォルト・モード・ネットワークの働きが停止すると、自分を振り返り、反省することができなくなる。すなわち、自分を正しく把握することができない。その結果、見当識障害が発生し、自分の置かれた状況を理解しなくなってしまう。独りよがりや自分勝手な言動などは、デフォルト・モード・ネットワークのちょっとした機能低下が引き起こす現象であろう。

逆に、デフォルト・モード・ネットワークが強く働きすぎると、自分のことばかりウジウジと考えて前に進めず、決断できない人間になってしまうのではないか。かつて決断できない若者を「モラトリアム人間」と呼んだが、デフォルト・モード・ネットワークが過大に働いた結果ではないか、などと想像してしまう。

▼認知症とデフォルト・モード・ネットワーク

アルツハイマー型認知症などでは、早期からデフォルト・モード・ネットワークの機能低下が起きていることが注目されている。アルツハイマー型認知症の人の脳SPECT像ではしばしば、デフォルト・モード・ネットワークの部位に脳血流の低下が認められるのだ（図5－3）。

自分について振り返る思考力の低下、すなわち見当識障害が、脳の画像によって裏づけられた

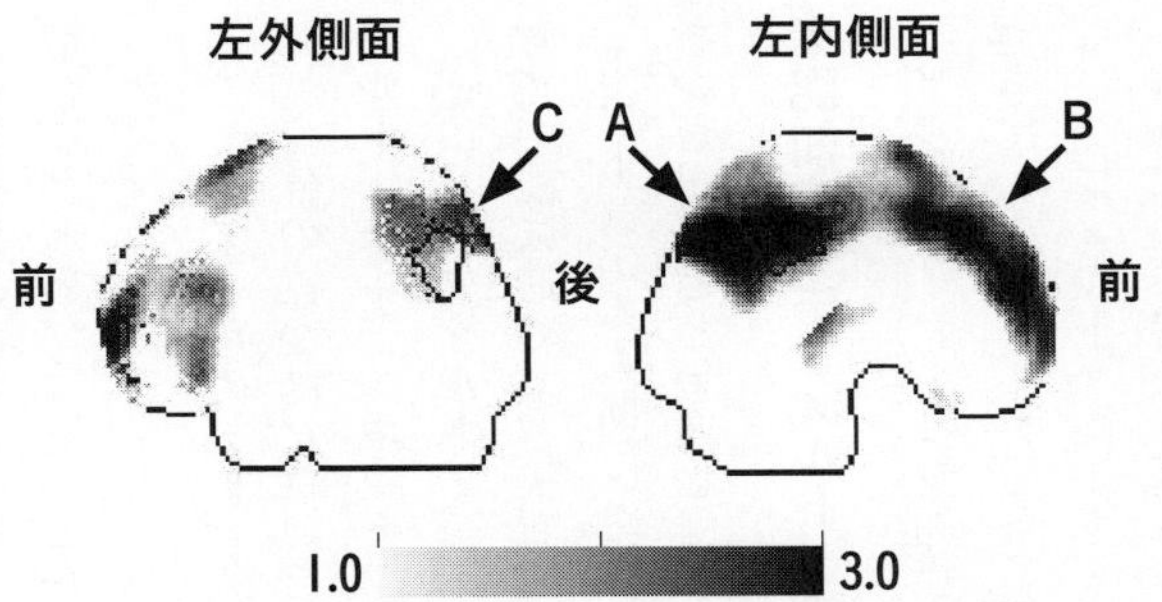

図5－3　デフォルト・モード・ネットワークに一致して機能低下が認められた事例　左大脳の外側面と内側面を示す。図5-1で模式的に示したデフォルト・モード・ネットワークの部位にほぼ一致して脳機能が低下していることが、脳ＳＰＥＣＴ像で示されている。図5-1と対比（それぞれのA、B、Cが対応している）させてみていただきたい。この例ではDの部位の低下はみられない。

ことを示唆する結果である。自分自身を適切に把握することができなくなるという病的状態を、脳の画像で確認できる時代になりつつあることを実感する。前頭側頭型認知症でもデフォルト・モード・ネットワークの障害が認められ、「周囲を無視して我が道を行くような行動障害」「反省心の欠如や脱抑制的な行動」などに関係することが示唆されている。

これまで繰り返し述べてきたように、認知症の最も基本的な症状は「記憶障害」（物忘れ）と「見当識障害」（自分の置かれた状況がわからなくなり、病気であることも自覚できなくなる）である。記憶障害については海馬の研究が進み、より深く理解されてきたが、見当識障害についてはは脳科学的メカニズムが必ずしも明らかではなく、解明が遅れていた。

見当識障害をデフォルト・モード・ネットワークの障害の結果と考えることができるならば、認知症の病態理解が大きく進むはずだ。そうなれば、認知症を「デフォルト・モード・ネットワークの機能が損なわれた状態」を基盤にした病気と考えることが可能になる。

うつ病や統合失調症においても、デフォルト・モード・ネットワークの働きが研究されている。統合失調症ではこの脳機構の活動性が高まっており、幻覚や妄想の程度とデフォルト・モード・ネットワークの活動との間に相関があるとの指摘がある。

デフォルト・モード・ネットワークとその障害に関する考え方は、いまだ仮説段階ではあるものの、人の心のしくみをより深く解き明かす理論として発展していく可能性を秘めている。たとえこの仮説が否定されたり、大きく変更されたりすることがあったとしても、「自分について振り返る」脳機構を探究した意義が消えることはなく、レイクルらの業績は不滅である。

「自分について考える」脳のしくみをデフォルト・モード・ネットワーク理論で説明する試みは、現代脳科学では「社会脳」研究のテーマの一つとして注目されている。前記したように、「社会脳」とは「人間が社会生活をうまく営むために必要な脳の働き」を意味している。

——他人の心の痛みを自分の痛みとして感じる（共感・同情）。

——他人の顔や表情をみて、その人の心の状態を推測する（表情の認知）。

——集団の中で自分の役割を考え（社会性）、みんなで助け合う（協調性）。

——自分を振り返り、反省する（自己の認識）。

——理不尽なこと、不公平なことでも、ときには受け容れて我慢する（理性的抑制）。

認知症では、このような社会脳の働きが低下している。社会脳の働きを研究する社会脳科学の研究成果を認知症に応用すると、さまざまな認知症症状を合理的に理解できることが多い。現状では仮説レベルのものも多いが、今後の研究の進歩が期待されている。

▼脳のダークエネルギー

レイクルはまた、デフォルト・モード・ネットワークの研究の端緒となった発見、すなわち「何もしていない脳」（目を閉じてゆったりと横たわり、ぼんやりしているときの脳）が消費している高いエネルギーを「脳のダークエネルギー」と呼んだ（129ページの図5－2）。宇宙物理学で、宇宙の膨張を支える未解明なエネルギーをダークエネルギーと呼ぶことにちなんで名づけられたものである。

「デフォルト・モード・ネットワーク」の高い活動エネルギーをダークエネルギーと呼んだことで、レイクルは自らの学説に多くの人々の関心を向けさせることに成功した。

脳のダークエネルギーの増減が、認知症をはじめとするさまざまな疾患の病態に関わっていることを述べたが、脳のダークエネルギーには、さらにもう一つ大きな役割が潜んでいるのではないかと推測されている。「近い将来に何かをするための準備をする」という役割である。

たとえば、テーブルの上に、おいしそうなお菓子が置いてある。それをみた人が「食べたい」と思い、手を伸ばしてお菓子をつかむ。ちょっと理屈っぽい話になるが、目の前にあるお菓子を手でつかむとき、「お菓子に手を伸ばそう」という意思の発生と、脳における手を伸ばすための準備活動とでは、どちらが先に起きているだろうか？　常識的には、

①「お菓子に手を伸ばそう」という意思をもつ。
②脳で手を伸ばす準備が始まる。
③実際に手を動かす。

という順番で物事が起きると考えるのが自然である。

しかし、実際の研究結果によれば、

①脳で手を伸ばす準備が始まる。
②「お菓子に手を伸ばそう」という意思をもつ。
③実際に手を動かす。

という順番で進行しているという（この問題については、池谷裕二『進化しすぎた脳』170ページ以下を参照）。

自由意志に従っているようにみえる「お菓子に手を伸ばそう」という行動が、無意識のうちに

準備活動に入っている脳の命ずるままに「お菓子に手を伸ばそう」と思わされているにすぎないというのである。逆に言えば、手を動かそうと考えたり、手を実際に動かしたりするのは、大脳皮質の「運動を指示する運動野」が命令しているのではなく、もっと別の「何かをするための準備をしている脳」からの指令に従ったものであると推測されるのだ。

実にふしぎな現象だが、どうやら脳は、いろいろなことを先廻りして準備しているらしい。「デフォルト・モード・ネットワーク」は、その「近い将来に何かをするための準備」に関与していることが示唆されている。それが事実とすれば、脳はまさに「ダークエネルギー」によって動かされていると言っても過言ではない。

第6章 幻覚や妄想、徘徊や興奮はなぜ起きるか？

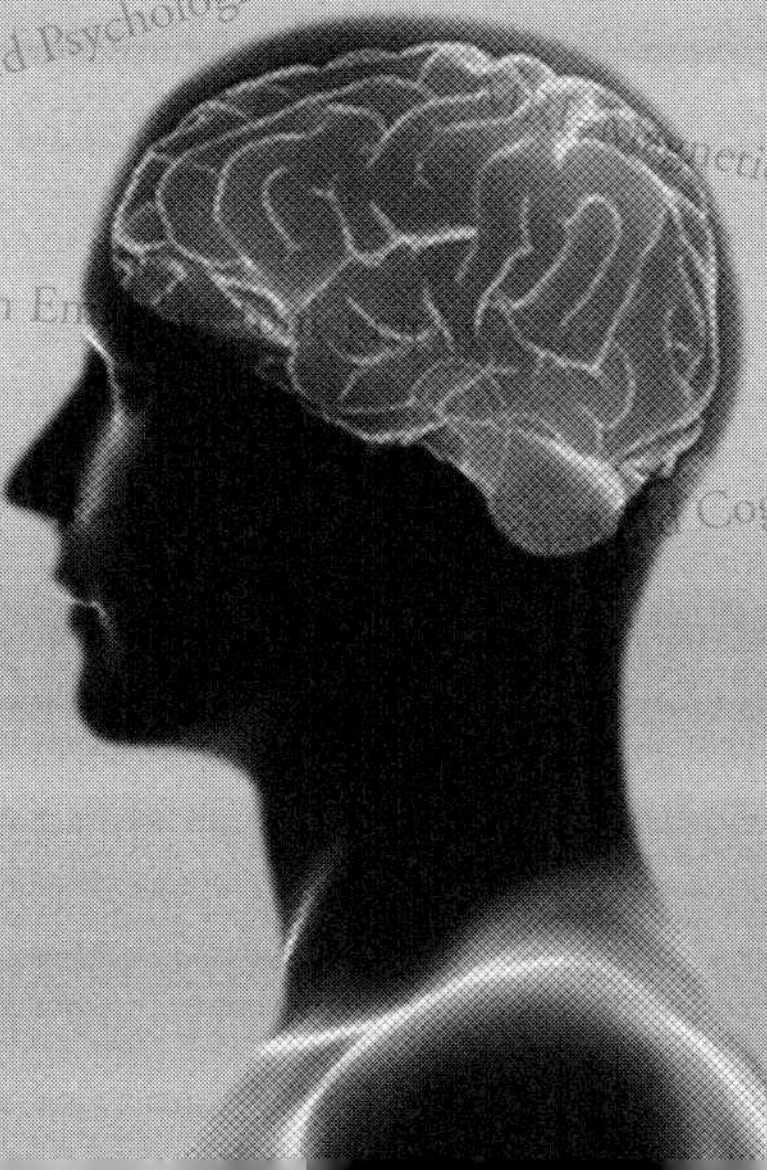

認知症の症状は、何かをきっかけにガラリと「悪くなる」ことがある。「嫁が私の財布を盗《と》った」などと、近所に言いふらして歩く。夜中に起き出して、亡くなって久しい母親の姿がみえると騒ぐ。「太鼓の音が聞こえてうるさい」と大声を上げる。夜中に外へ出ようとしたり、入浴や着替えを拒否したりする……。

症状の急激な悪化は、生活環境の変化（引っ越しや同居家族の入院、介護者の交代など）や健康状況の変化（発熱や身体の痛み、入院や手術など）をきっかけに現れやすい。認知症の人を介護する際に、最も戸惑う出来事でもある。

体調や生活環境の変化によって発生する認知症の症状を、「行動・心理症状」（ＢＰＳＤ）や「せん妄」と呼んでいる。この両者は、認知症のふしぎさ、奇怪さを象徴する現象の一つである。

本章では、認知症の「行動・心理症状」と「せん妄」について解説し、そのような現象が発生するときに脳の中で何が起こっているのかを考えてみたい。

▼認知症が嫌われる「理由」

認知症では、その症状を「中核症状」と「行動・心理症状」（Behavioral and Psychological Symptoms of Dementia：ＢＰＳＤ）の二つに分けて考えることが多い。中核症状は脳の障害に基づく直接的な症状であり、記憶障害や見当識障害などが含まれる（第２章１参照）。

心理症状	行動症状
妄想（物盗られ妄想・不倫妄想）	身体的攻撃性
幻覚（幻視・幻聴など）	徘徊
睡眠障害	不穏
抑うつ	焦燥
無関心・無意欲状態	逸脱行動・性的脱抑制
不安	落ち着きのなさ
誤認	介護拒否
	叫声

表6－1　認知症の行動・心理症状（BPSD） 本間昭・木之下徹監修『認知症BPSD』（巻末の参考文献参照）から引用（一部追加）。

一方の行動・心理症状は、脳の障害を背景としながらも、体調や心理状態、身体的苦痛や薬剤の影響、生活環境や人間関係などに影響を受けて発生する症状である。従来、「認知症の周辺症状」や「認知症の問題行動」と言われてきたものである。主な行動・心理症状には、次のようなものがある（表6－1）。

・徘徊（あちこち歩きまわる）
・多動（一ヵ所にじっとしていられない、たえず動こうとする）
・幻覚（ないものがみえる「幻視」、存在しない音や声が聞こえる「幻聴」）
・妄想（お金や物を盗まれたと思い込むなど）
・介護への抵抗（入浴や更衣の拒否など）
・叫声（大声を出して騒ぐ）
・食行動異常（食べられないものを食べようとする、嗜好が変わる）

・睡眠・覚醒障害（昼と夜が逆転する）
・抑うつ気分（気分が落ち込んで喜びを感じられず、生きる意味を見失った心理状態）
これらさまざまな行動・心理症状は、全体として認知症の人の九割に発生する。物盗られ妄想は初期から現れやすく、「お前、私の貯金通帳を盗っただろ」などと言われて初めて、家族が「認知症かもしれない」と気づくこともある。徘徊や介護への抵抗は、症状が進んだ時期に増えてくる。行動・心理症状は、本人や家族の安心・安全な生活を脅かす症状であり、ケアや治療の必要性が高い。

▼混濁する意識

認知症では、「せん妄」と呼ばれる状態も発生する。典型的なせん妄の症状は、次のようなものである。

肺炎で入院したお年寄りが、入院時にはしっかりした言動をしていたにもかかわらず、夜間になると興奮して落ち着かなくなり、点滴を引き抜いて酸素マスクを外し、立ち上がって「警察を呼べ」「家へ帰る」などと大声で騒ぎ出す。点滴をしていた部分から出血し、寝具やベッドは血だらけになり、言葉で制止しても聞き入れない……。

せん妄とは、意識の混濁を背景として、注意の集中ができず（注意障害）、混乱・興奮して動き回り、昼と夜の逆転などが発生する現象である。症状は揺れ動きながら、数日から数週間にわたって持続する。ときには数ヵ月に及ぶこともある。

家庭内でも発生するが、特に病院で起きやすく、手術後（術後せん妄）や集中治療室で発生しやすい。高齢の患者が増えている現代の病院では、せん妄の発生率が高い。

せん妄と行動・心理症状は発生要因が共通しているため、「似たもの」とみなされることがある。しかし、両者の間には「意識障害があるかないか」という大きな違いがあり、治療上ははっきりと区別して対応することが大切である。

▼不安や不信、恐怖感に充ち満ちて

行動・心理症状やせん妄は、脳の障害を背景にもちながら、生活や環境の変化の中で引き起こされる。行動・心理症状の発生要因は、表6－2に示すとおりである。

せん妄の発生要因もほぼ同様だ。

①不適切な薬剤の長期使用
②身体的苦痛の強制（さまざまな体の痛み、身体拘束、骨折ギプス固定、手術など）
③症状の強い病気の発生（感染症、下痢、発熱、脱水、呼吸苦など）
④日常感覚の遮断（それまでとまったく違う環境に置かれ、慣れた日常感覚を閉ざされたとき、

原因	頻度
薬剤服用	37.7%
身体合併症（感染症や骨折など）	23.0%
家庭環境・介護環境	10.7%
その他・原因不明	28.6%

表6－2　認知症行動・心理症状（BPSD）の発生要因　木之下徹（巻末の参考文献参照）をもとに作成。

急な病気で緊急入院したときなど）

⑤精神的苦痛など

行動・心理症状、せん妄を引き起こしやすい薬剤は、睡眠薬や精神安定剤、抗アレルギー薬（かゆみ止め）など、「抗コリン作用」をもつものである。「抗コリン剤」は、神経伝達物質であるアセチルコリンの働きを阻害する薬で、痛み止めや咳止めなど、日常的な薬が多数含まれている（表6－3）。問題はあくまでも長期使用（数週間から数ヵ月間）にあり、短期的な使用（数日間）ならば、こういった症状はあまり生じない。

家族や介護の環境も重要である。信頼していた家族や知人の死亡や転居は、「突然いなくなった」という不安を引き起こす。引っ越しや施設入所などは大きな生活環境の変化をともなうため、不安や不満の原因となる。説明を受けて承諾していたことであっても、実際に直面すると納得がいかないことは多い。納得できないことを「強制」されると、不安感や不信感が募っていく。

「心境の変化」も、行動・心理症状やせん妄の原因として大きなものである。その人にしかわからない「心持ちの変化」が、怒りや興奮の原因となりうる。心当たりがないにもかかわらず、認

抗うつ薬：三環系	アミトリプチリン、クロミプラミン、ロフェプラミン
抗うつ薬：四環系	マプロチリン
抗パーキンソン病薬：抗コリン薬	トリヘキシフェニジル、ビペリデン
抗ヒスタミン薬	クロルフェニラミン、メキタジン、感冒薬
気管支喘息用吸入薬：抗コリン薬	オキシトロピウム
鎮痙薬：抗コリン薬	スコポラミン、チキジウム、硫酸アトロピン
抗不整脈薬	ジソピラミド、シベンゾリン
泌尿器科用薬	オキシブチニン、プロピベリン
催眠鎮静薬：ベンジジアゼピン系	トリアゾラム、ニトラゼパム
催眠鎮静薬：シクロピロロン系	ゾピクロン
精神安定剤：ベンゾジアゼピン系	エチゾラム、ジアゼパム、ブロマゼパム
抗てんかん薬	クロナゼパム

表6－3　抗コリン作用をもつ薬の一覧　かゆみ止め、アレルギー性鼻炎薬、抗うつ薬、睡眠薬、精神安定剤など、実にたくさんの薬が抗コリン作用をもっている。これらの長期的な服用が、記憶力低下や精神状態の不安定化をもたらす。

知症の人が突然騒ぎ出すときには、耐えてきた心の負担が限度を超えて破綻した可能性に思いをめぐらせる必要がある。

前述の共通の要因から、「行動・心理症状」と「せん妄」という二種類の現象が生まれる理由はどこにあるのだろうか？

第一に、不快な刺激や苦痛の強さである。手術や集中治療室への入室など、「より激しい」状況変化、「より強い」苦痛にさらされた場合にはせん妄が発生し、さほどではない場合には行動・心理症状が発生することが多い。

第二に、意識の混濁が先行する事態の後には、せん妄が発生する。たとえば、全身麻酔後や鎮静剤服用時には、せん妄となることが多い。意識混濁がともなわない場合には、行動・心理症状が発生する。

第三に、不快な刺激や苦痛の持続時間（数時間〜数日間）も影響する。最初は軽い介護拒否程度であっても、苦痛が数日間も続くと徐々に興奮が激しくなり、やがて意識混濁にいたってせん妄へと進行することがある。

いずれにしても、実際に患者さんの症状を診ていると、行動・心理症状とせん妄とでは、脳内での病態がかなり違っていることが推測される。

▼若き研修医の問いかけ

「せん妄が起きているとき、脳の中はどうなっているのですか？」

一〇年ほど前、若い研修医から質問されたことがある。当時の私は、この問いかけに的確に答えることができなかった。「せん妄が発生しているときに脳の中で何が起きているか」を解析した研究は少なく、せん妄発生時の脳内のようすは不明なことが多い。行動・心理症状の発生時も同様に不明なことだらけだ。

せん妄や行動・心理症状が発生しているとき、脳の中はいったいどうなっているのか？——若

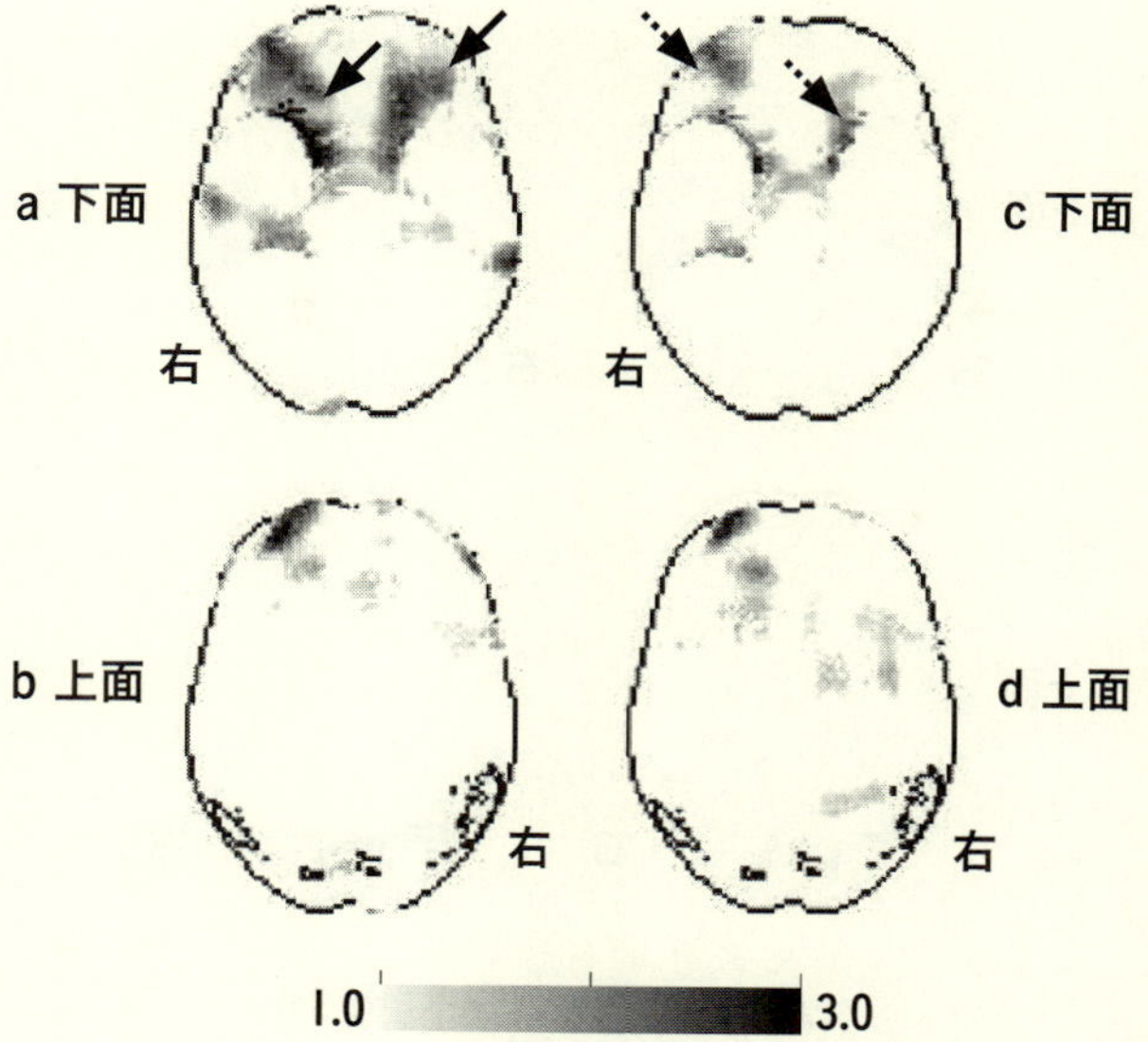

図6－4　せん妄発生時の脳SPECT像　a：脳の下面とb：脳の上面がせん妄発生時、c：脳の下面とd：脳の上面がせん妄離脱時のSPECT像。せん妄発生時には前頭葉基底部の血流低下が認められ、その部分の活動性が低下していることがわかる(→)。せん妄から離脱したときには、前頭葉基底部の活動は改善している(点線→)。

き研修医の問いかけは、その日から私自身の宿題となった。

せん妄、行動・心理症状発生時の脳内のようすを、脳ＳＰＥＣＴを使って調べてみた。せん妄、行動・心理症状発生時と、それが消えた時期の二回にわたって脳ＳＰＥＣＴ検査を行い、画像を比較検討したのである。三例のせん妄と二例の行動・心理症状（物盗られ妄想と幻覚）の患者さんを対象に検査を実施した。

せん妄の事例で最も際立

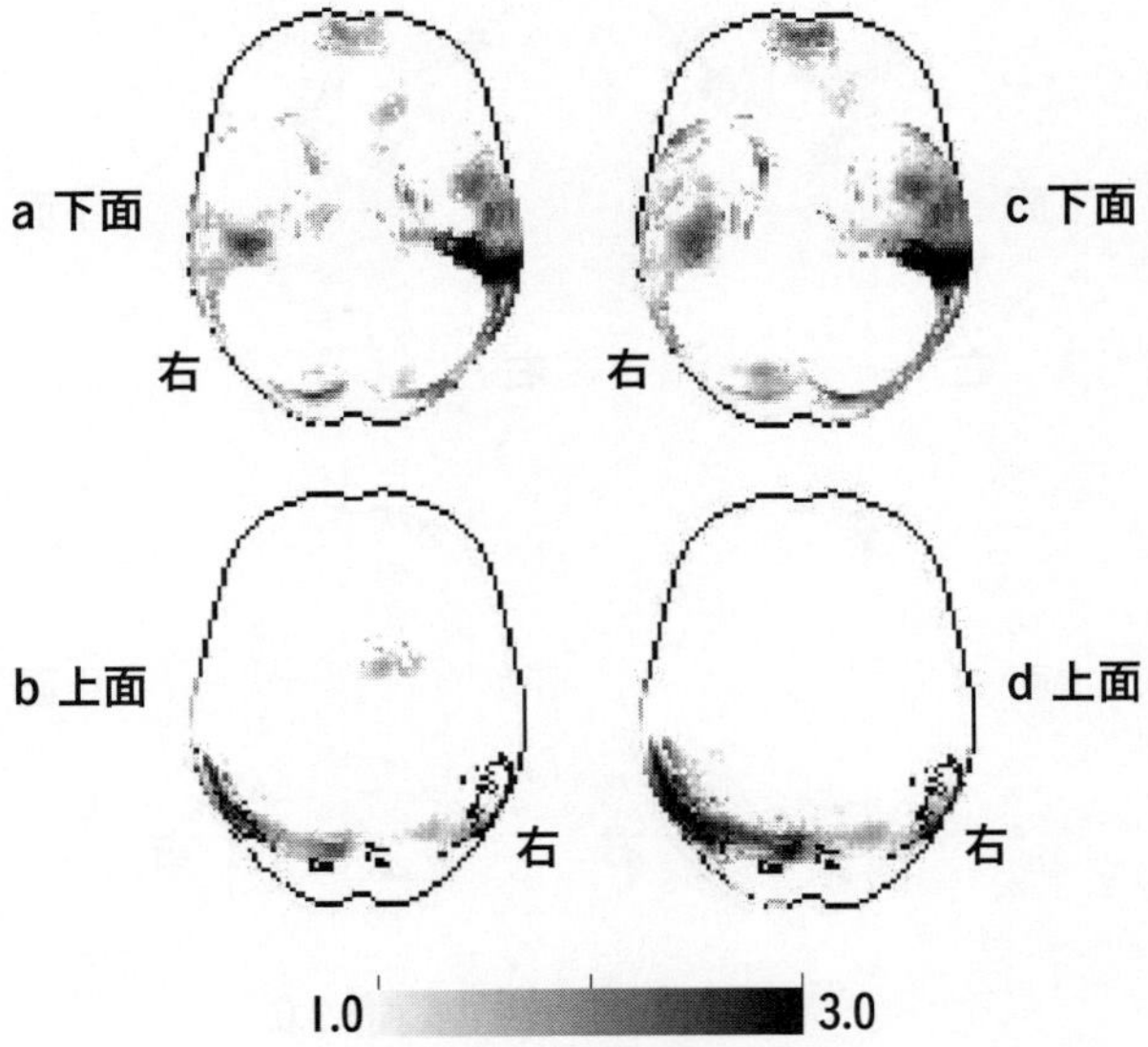

図6－5　幻聴・幻視の出現前後での脳SPECT像　a、bは幻視・幻聴出現前、c、dは出現後のSPECT像。a、cは脳の下面、b、dは脳の上面を示す。幻聴・幻視の出現前後で、画像の変化をまったく認めない。

った特徴は、せん妄発生時には前頭葉の脳血流量が低下しており、せん妄離脱時には回復していたことであった（図6－4）。他には、画像上の変化を認めなかった。

前頭葉の脳血流低下は、主に基底部に認められた。この部位は、最近の「社会脳」研究の結果から、理性的な判断をしたり、不合理なことを我慢する働きをもつと考えられている。意識の混濁によって理性的な判断力や我慢する力が薄れることで、せん妄という症状が現れるのかもしれないと推測される。

行動・心理症状（物盗られ妄想と幻覚）の事例では、二回の脳SPECT検査で有意な変化は認められなかった（図6－5）。行動・心理症状が発生しているときの脳内では、脳血流量の変化を来すような強い現象は起きていないようだ。その意味で、行動・心理症状は脳機能の変化はあまりともなわず、心理的な現象として出現しているのではないかと考えられる。

症例が少ないために大それたことは言えないが、一〇年ほど前に背負った宿題にひとまずの解答を得ることはできた。この重要な問いかけをしてくれた研修医は、今はもう私の勤務する病院にはいない。遠く福島県で救急医療に携わっており、東日本大震災の際も寝る暇を惜しんで働いたという話を伝え聞いている。

▼安心感と癒しが大切――行動・心理症状とせん妄のケア

行動・心理症状やせん妄の治療においては、まず発生の原因を探り、可能であればその要因を除去することが第一のポイントとなる。

医療面からは、身体症状のチェックと不適切な薬剤投与がないかどうかの見直しが大切である。発熱を来す疾患、各種の痛みや呼吸苦、強い倦怠感などを引き起こす疾患が隠れていることがあるので、全身のチェックを行って治療にあたる。苦痛を除去できない場合には、症状を和らげる対症療法を行う。

服用している薬をチェックして、睡眠薬や精神安定剤、精神症状を抑える薬（抗精神病薬）、抗アレルギー薬（かゆみ止めなど）などの薬剤を見直す。複数の医療機関から多数の薬をもらっている場合、内科や精神科の薬には注意しても、皮膚科や耳鼻咽喉科などの薬は意外に忘れがちだ。行動・心理症状やせん妄に悩まされている家族の方は、患者さんが服用している薬についてあますところなく医師に伝える必要がある。通常は、薬を減らすことで対応していく。

生活環境の変化の有無について再点検し、穏やかな環境をつくることも大切である。急な入院など、やむを得ない場合もあるが、生活環境の不本意な変化は行動・心理症状の原因となる。多くの場合、不安感が増幅されることで不信感につながるため、可能なかぎり改善することが必要だ。

騒音を除去し、好む音楽を低音量で流す。寄り添って話を聞き続ける。いつもと同じコースで散歩に出る。行きたいと希望する方向に歩いてもらう。自然で感覚を刺激しない、穏やかな対応がすべての基本となる。不用意な言動を控えることも大切だ。お金に対する執着のある人の前でお金の話をしたり、入所を拒否している人の前で施設の話をしたりすると、一気に妄想や興奮が生じることがある。

言葉による説得を試みず、聞き役に徹することも対応の基本となる。「帰宅願望」や「物盗られ妄想」「嫉妬妄想」などでは、言葉による説得は無益であり、ときに有害ですらある。認知症の人を言葉で納得させることはできない。当人の主張にしっかりと耳を傾け、聞き役に徹する姿勢をみせたうえで、願望を実現させる方向で対話しつつ、その時期を先延ばししながら落ち着くのを待つ。妄想は言葉で否定しても通じることはなく、認める姿勢をみせて対処することが肝要だ。

夜は眠り、昼間に活動するというリズムが逆転すると、夜間にゴソゴソと起き出すようになり、さまざまなトラブルの要因となる。一日の生活リズムを健康的なリズムに戻す努力が、基本的なケアとなる。

朝起床して顔を洗い、太陽の光を浴び、体を動かす。午前は適切なメニューの活動的な生活を送り、午後は短時間の昼寝を挟んで再度、活動的な時間をすごすリズムを崩さないことが大切である。

生活環境を改善し、本人の希望を最大限に取り入れてケアの工夫や改善を行っても、なお行動・心理症状やせん妄が持続するケースでは、鎮静剤や睡眠薬、不安や興奮を抑える薬（精神安定剤、抗精神病薬）を用いた治療が必要な場合がある。本人の健康や安全、家族など周囲の人の安全が損なわれると判断される場合がこれにあたる。

第7章

軽度認知症を見逃すな！

――年間一〇％の軽症者が重症化していく

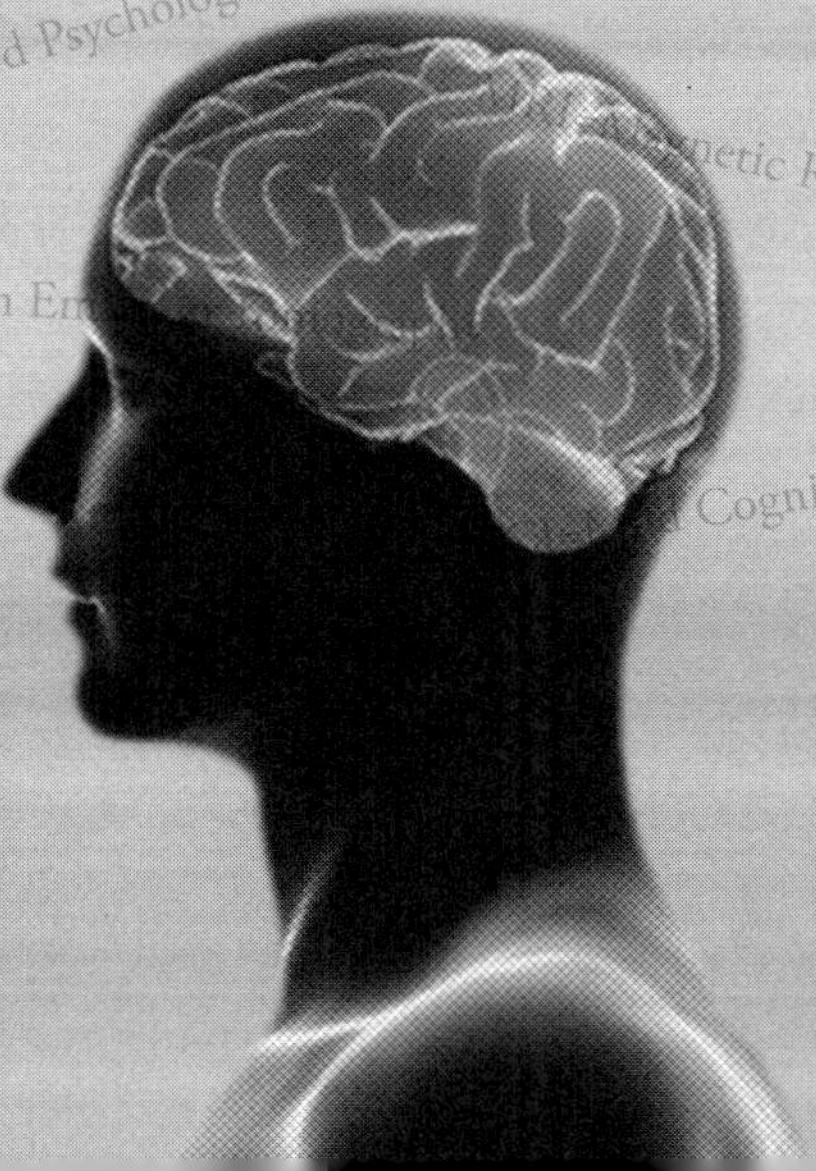

認知症の治療薬が登場し、認知症の早期発見という課題がクローズアップされている。認知症の治療薬は、早期に服用するほど有効性が高い。「不治の病」「避けられない老化現象」と考えられてきた認知症にも、「早期発見して治すことが可能」という考え方が登場してきたのである。また、薬以外にも有効な「認知症予防策」が多数提案され、早期発見・早期診断がさらに注目を集めるようになった。

本章では、認知症の早期診断のための取り組みの現状を報告し、正常な脳と認知症との境界領域とも言える「軽度認知障害（ＭＣＩ）」について解説する。あわせて認知症の予防についても取り上げたい。

1　認知症を早期に正しく診断する

▼こんな症状から認知症に気づく

認知症が疑われる人は、どのような症状をきっかけに医療機関を受診し、診断を受けているのだろうか？　「医者に診てもらおう」と決断するきっかけは、どのような症状なのか？

認知症には、「家庭で家族が気づく症状」と「職場や地域社会で同僚や関係者が直面する異変」とがある。実際の事例を紹介しよう。

【家庭で】

――ボーッとしている時間が増加し、話しかけても生返事しか返ってこない。
――食事をして間もなく「さあ食事にしよう」などと言う。
――よく知っているはずの人について、「あの人誰だっけ？」と訊ねてくる。
――よく知っているはずの道でも迷って帰れなくなる。
――ゴミ出しのルールが守れなくなる、隣家の庭から花を盗ってきてしまう。
――順番待ちしている人を無視して列に割り込む。
――車の運転（特にバックや車庫入れ）が危なくなる、車体に傷が増える。
――何度も話し、使ってきた言葉を理解しなくなる。
――財布や保険証を置いた場所を忘れ、いつも捜している。

【職場や地域社会で】

――同じようなミスを繰り返し、仕事がめっきり遅くなる。
――会話がどこか食い違う、的外れな答えが返ってくる。
――衣服などに乱れがあっても気にしなくなる、季節・気候に合った服装ができない。

□「同じことを何度も言う」とまわりから言われることが多くなった
□ 探し物をしていることが多い
□ 財布や貯金通帳など大切なものがなくなる
□ 約束を忘れたり、待ち合わせの場所にうまく行けなくなった
□ 片づけや料理、車の運転などがうまくできなくなった
□ テレビドラマの筋を追うことが面倒くさい
□ 身だしなみに気をつけることが面倒くさくなった
□ 趣味や好きなことに関心がなくなった
□ 何をするのもおっくうになった

表7－1　認知症のチェックリスト　複数の項目で該当したときには、医師や保健師に相談しよう。

——確認事項や約束、言付け、引き継ぎ事項などを忘れる。

——会議などで二つ以上の質問を同時にされると対応できなくなる。

——縦書きにすべき文章を横書きにしてしまう、字をよく間違える。

——ファックスやプッシュフォン、ＡＴＭの操作が困難になる。

認知症は、家族や職場の親しい人々を「えっ！」「あれっ？」と驚かせるような言動が現れる点に特徴があり、多くの人はこうしたことをきっかけに医療機関を受診する。自発的に受診することは稀で、家族や親しい友人の強い勧めで受診することが多い。だが、認知症はこのときすでに、かなり進行していることもあるので注意が必要だ。

表７－１に、簡単にチェックできる認知症の早期発見

のためのリストを掲載した。一つでも当てはまる場合にはその後の変化に十分に気をつけ、複数の項目が該当する人はできるだけ早く保健師や医師などに相談することをお勧めする。

▼納得のいく診断を受けるために

認知症の診断は意外に難しい。いったんは認知症だと診断された人が、のちに脳腫瘍や甲状腺機能低下症と診断されることがある。誤診がなされやすい場合には、いくつかのパターンがある。誤診を避けるためには正しい手順に沿った診断が必要であり、家族や知り合いの人が認知症の疑いで医療機関を受診する際の参考にしていただきたい。

まず、間違った診断が下されやすいのは次のような場合である。

——一つの検査結果（たとえばＭＲＩ検査）だけで診断が下される場合。

——本人の話だけで判断され、家族や身近な人の話を聞いてもらえない場合。

——簡易な知能検査（たとえば改訂長谷川スケールなど）だけで正常／異常を断定されてしまう場合。

正しい診断の手順は次のようなもので、本人および家族など身近な人からの聞き取りがなされた後に、いくつかのステップを経て診療が進められる。

①記憶や見当識、理解力や判断力などの認知機能が低下しているかどうかを調べる。このために

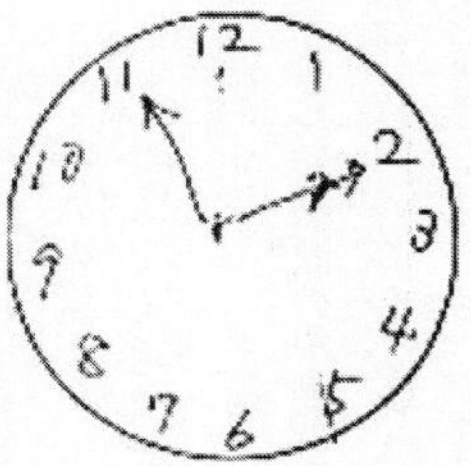

図7－2　時計描画　時計を描いて時刻を書き入れる検査。数字が1から12まで均等に記入されているかどうか、長針と短針が区別され正しく記入されているかどうか、時計の中心点（針の起点）が明確かどうかなどがチェックされる。

は、何らかの記憶スケールや知能スケールを使用することが多い。

簡単にチェックするための簡易知能評価スケールとしては、「改訂長谷川式簡易知能評価スケール」（改訂長谷川スケール、巻末資料1参照）、「ミニメンタルステート検査」（巻末資料1参照）が全国共通の尺度として使用されている。ともに三〇点が満点で、改訂長谷川スケールでは二〇点以下、ミニメンタルステート検査（日本版）では二三点以下を「認知症疑い」と判定することが多い（米国版では二〇点以下、または二一点以下を認知症疑いとすることが多い）。

簡易スケールを用いた検査で「異常なし」であっても、仕事や生活面で気になる問題がある場合にはより詳しい検査に進む。次のような検査がしばしば使用される。

「リバーミード行動記憶検査」や「三宅式記銘力検査」が、記憶の検査として行われる。前者は実生活での持ち物や行動（道順、顔写真、用件など）を利用した記憶検査で、年齢を考慮した判定基準が採用され、若年性認知症の「記憶の衰え」を明らかにしやすい。

図7－2に示す「時計描画検査」や「前頭葉機能検査（FAB）」「仮名拾いテスト」などは、

クモ膜下出血手術後の軽度認知障害			
簡易知能検査	改訂長谷川式知能スケール	30点（30点満点）	正常と判定
	ミニメンタルステート検査	30点（30点満点）	正常と判定
より精密な検査	リバーミード行動記憶検査	16点（24点満点）	低下を示す
	前頭葉機能検査（FAB）	16点（18点満点）	軽度低下
	ウェクスラー成人知能検査（総合）	IQ 104	平均レベル

表7－3　簡易検査と精密検査　簡易検査で正常な結果を示しても、精密検査で問題点が明らかになることがある。この患者さんの場合には、記銘力の低下が問題の中心であることがわかったが、復職可能なレベルと判断された。

図形をイメージして描く能力、物事を順序よく進める能力、判断力や理解力、物事を抽象化する力や集中力など、多角的に脳機能を診ることができる。

「抽象化」とは、たとえば「りんごとみかんの共通点は何ですか？」と質問されて「果物」と答える能力、「東京とロンドン、共通点は何ですか？」と質問されて「国の首都です」と答える能力である。

総合的な知能テストの代表としては、「ウェクスラー成人知能検査（ＷＡＩＳ－Ｒ）」が多くの病院で利用されている。知能指数（総合評価）で九〇～一〇九が平均レベルとされている。

簡易検査の結果が満点で「正常」と判断されても、より詳しい検査で異常がとらえられることがしばしばある。表7－3に、簡易検査では正常と判定されたが、より詳しい検査で異常を認めた事例の検査結果を示す。

記憶や理解、判断など、全般的な知能を調べる各種検査は「神経心理検査」と総称されるが、認知症を早期に診断するためには、さまざまな検査が必須となる。ただし、一度に多くの検査を行うと、疲れて検査結果に悪影響を与えることがある。何回かに分けて行うことも必要だ。

▼「MRIで異常がないので認知症ではない」は間違い

②次に、「脳神経系の異常の有無」をチェックするための診察を行う。

意識状態（しっかり覚醒しているか）、視力や視野の異常（正しくみえているか）、眼球運動異常（眼が左右上下に動くか）、嚥下障害（水をゴックンと飲み込めるか）、構音障害（言葉をはっきりと発声できるか）、失語症（言葉を理解できるか、言葉をうまく話せるか）、感覚の異常（痛みを感じるか、しびれ感があるかなど）、筋力の低下、筋肉のこわばり、歩行障害（歩き方の異常）などをチェックする。

③認知症を確実に診断するためには、血液検査や画像診断検査も大切である。血液検査では甲状腺ホルモンの値や血清ミネラル（ナトリウムやカリウムなど）、ビタミンB_1、B_{12}などを測定する。その結果、認知症とよく似た症状を示す内科疾患がみつかることがある。

画像診断検査では、脳CTや脳MRI、脳SPECTなどが行われる。「脳MRIで異常がみられないので、認知症の心配はありません」という診断がなされることがあるが、初期の認知症ではCTやMRIに異常が現れることは稀であり、明らかに間違った診断の仕方である。病気がある程度進行すると、CTやMRIでも変化が認められる（53ページの図2－3参照）。

④認知症と間違えやすい各種の精神疾患や精神状態（抑うつ状態など）の有無を検討する。認知症の原因は広い範囲に及ぶため、必要に応じて各科の医師（精神科や神経内科、脳神経外科、内科、リハビリ科など）の協力が必要である。特に、若年性認知症ではきわめて重要だ。

認知症では、さまざまなタイプの病気の特徴が入り乱れて出てくることがある。たとえば、アルツハイマー型認知症の人が、前頭側頭型認知症とそっくりな症状を示すことがある。レビー小体型認知症でも、アルツハイマー型認知症とそっくりにみえる時期がある。患者さんからすれば、認知症の診断名が途中で変更され、戸惑うことがある。そのような場合には、納得のいく説明を求めることが大切である。

▼認知症を「写真」判定する——脳SPECT検査

認知症は症状の特徴から診断を下すため、しばしばあいまいさが入り込む。認知症の各タイプは似かよった症状を示すことがあり、誤診の原因となるからだ。患者さんや家族にとって悩ましいことだが、医師の側も悩んでいる。

客観的な診断法の確立のために、近年、画像によって認知症を診断する方法（「写真」に写して診断する方法）が進歩してきたのはうれしいことである。研究用に使用されている検査法として、PET（ポジトロン断層画像診断法）などがあるが、本書では、CTやMRIなどと同じように健康保険の適用を受けている「脳SPECT検査」に注目している。

脳SPECTは核医学的検査の一つで、ラジオアイソトープ（放射性同位元素）を含む薬を静脈注射した後にガンマカメラで放射線量を測定し、脳血流量を計算して画像として表示する検査である（20ページの図1－2参照）。

コンピュータを用いた画像処理技術の進歩によって、わかりやすい画像が提供される。特に、最新の画像処理法（「eZIS法」と呼ばれる）による脳SPECTでは、健常者と比べて脳のどこで血流の低下が起きているかがひと目でわかり、本書ではすべてその画像を使用している。「脳血流が低下している」ということは、特別な場合を除いて「脳の機能が低下している」ことを示している。特別な場合とは、脳の血管が狭くなったり詰まったりしたケースであり、すなわち、脳梗塞の危険が迫っていて治療が必要な状態である。脳梗塞などがなく、血管の中を血液が正常に流れている場合には、脳血流の低下はそのまま脳機能の低下を反映する。

脳SPECT検査は、核医学的検査のできる多くの病院で受診可能であり、中小都市の基幹病

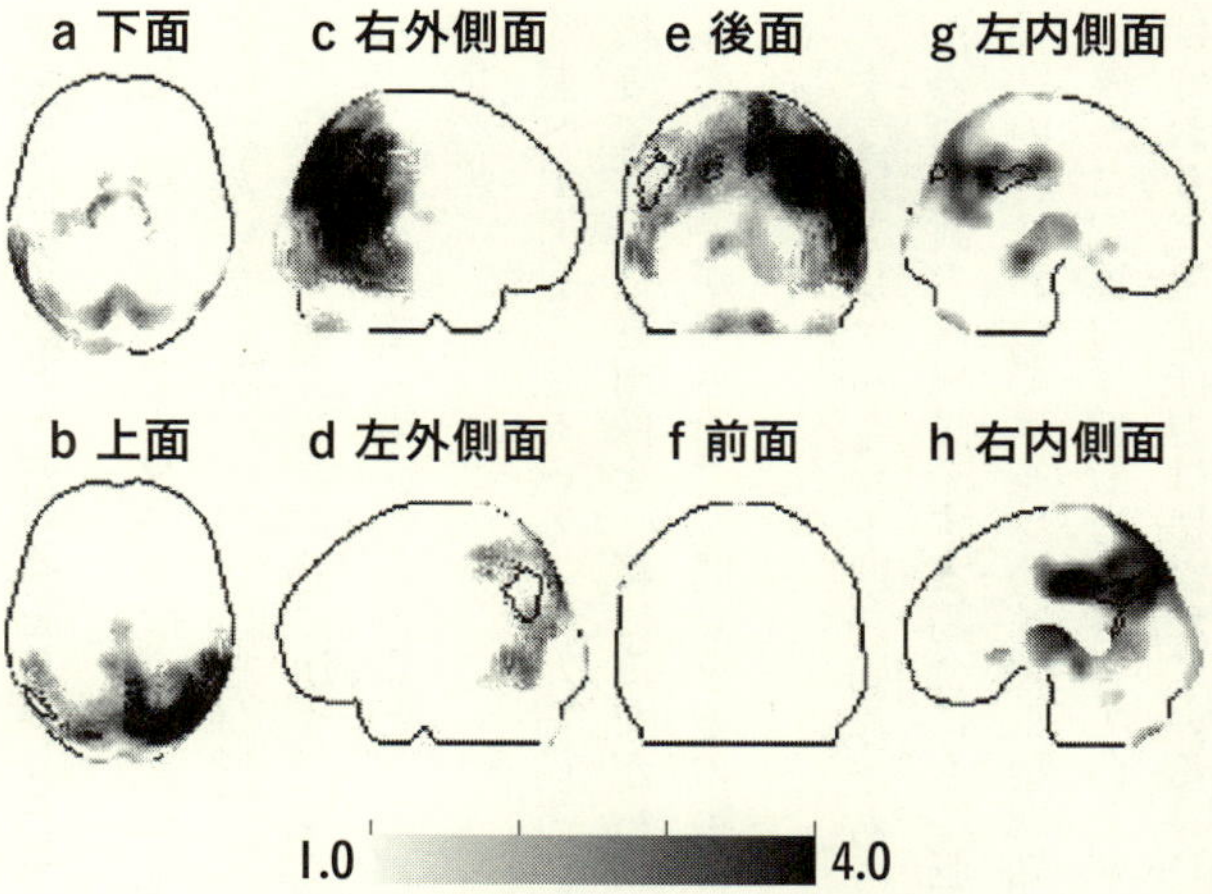

図7－4　脳SPECT(eZIS法)の全体画像　画像は全部で8枚から構成されている。a：脳の下面、b：脳の上面（脳を上からみている状態）、c：脳の右外側面（脳を右側からみている状態）、d：左外側面、e：脳の後面（脳を後ろからみている状態）、f：脳の前面、g：脳の左内側面、h：脳の右内側面を示す。黒く塗られている部分で、脳血流量が低下している。右側に、強い両側頭頂葉の血流低下が認められる。

院にも広く普及している。現在では国民のほとんどが日常的な通院方法で受けられる検査となっており、本書で認知症診断の主要手段として注目する理由もそこにある。

ちなみに、脳SPECT画像の原図は図7－4のように合計八枚から成り立っている。原図はカラー表示されているが、本書ではモノクロ画像として処理し、事例ごとに明瞭な所見の出ている画像を選択して掲載している。

▼認知症の診断における脳SPECTの意義

第1章では、アルツハイマー型認知症と診断された患者さんの脳SPECT像を図1－3でみていただいた（21ページ）。物の形がわからない、家の玄関や車のドアがどこにあるかわからない、散歩していてもすぐ道に迷う、ゴミ出しに行っても家に帰れない、などの症状を示す人である。「空間失認」「構成失行」などと呼ばれる症状で、頭頂葉の障害が疑われた（第1章2、第2章2参照）。

脳SPECT像をみると、左右両方の頭頂葉の血流が落ちていることがわかる。脳SPECT検査では、検査画像を一緒にみながら話ができるため、患者さんや家族と医師が診断根拠を共有化することができる。疑問点をその場で話し合うこともでき、認知症診断においてこれほど重要なことはない。

すでにアルツハイマー型認知症であると診断された人が、「本当にそうなのか」と疑問に思った際に診断の再検討をする場合にも、脳SPECTは有用である。六三歳のD氏の例を示そう。神経内科においてアルツハイマー型認知症と診断され、三年が経過した人である。

確かに記憶力や判断力は落ちているが、この三年間であまり進行していない。一人暮らしを続けており、生活能力は保たれている。D氏の脳SPECT像は、アルツハイマー型認知症の特徴

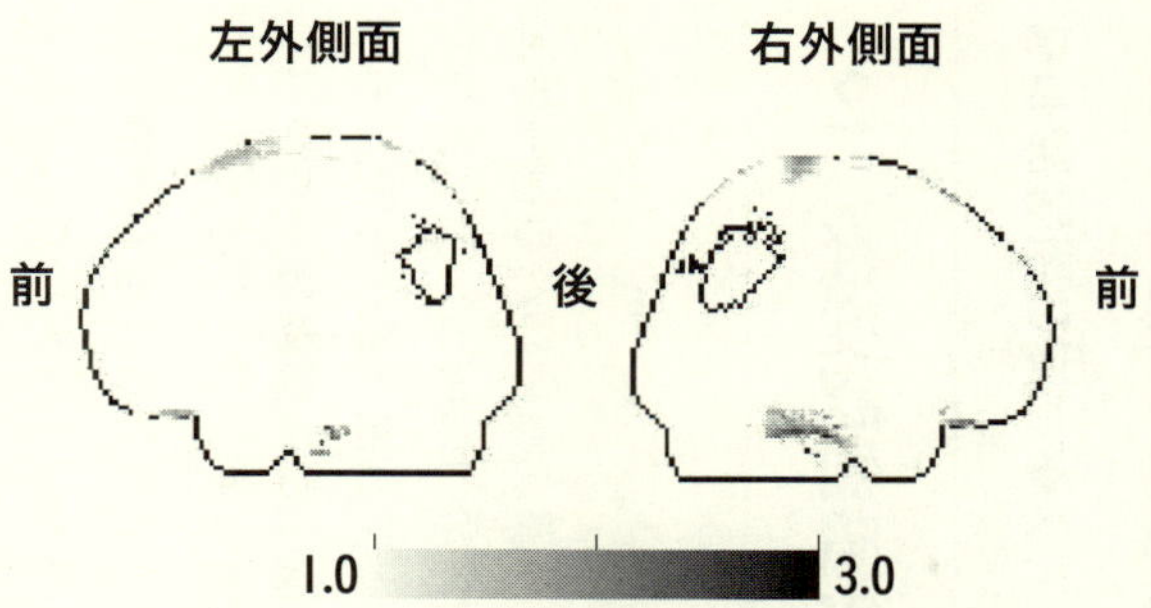

図7－5　アルツハイマー型認知症の診断が脳SPECT検査で否定された例　部分的に血流低下を示す所見を認めるが、アルツハイマー型に特徴的な頭頂葉血流低下などをまったく認めない例。脳SPECT像としては正常所見と判断される。

をまったく認めず、正常であった（図7－5）。

実はD氏は、アルツハイマー型認知症と診断された病院とは別の精神科で、「抑うつ状態」「解離性人格障害」などの診断を受けて抗精神病薬を服用していた。どちらの診断が正しいかは安易に結論を出せないが、アルツハイマー型認知症とは言えない可能性があることが判明した。

認知症診断において脳の機能を画像化する検査の大切さについては、前東京大学医学部教授の若井晋先生（国際保健医学、脳神経外科）の体験が示唆的である。

若井先生は、教授在任中に若年性アルツハイマー病を発症された。病気の初期には、ＭＲＩの画像をみながら担当医に向かって「海馬に萎縮もないのに、なぜ私がアルツハイマー病なんだ！」と詰め寄っていたそうである。若井先生が、自身がアルツハイマー型認知症であることを認めたのは、研究用のPET検査を受けて、脳の中にアミロイド−βタンパク（第2章2参照）が溜まっている事実を突きつけられたときだったという。

PET検査は、現時点では研究用としてのみ利用されている。大学や研究機関の病院で受けることは可能だが、一般の保険診療では脳SPECTが「機能の低下」を調べる唯一の検査法である。私自身の経験から、脳SPECTが若年性認知症の診断、認知症の早期診断、精神疾患との鑑別診断などで有用であることを強調しておきたい。

なお、脳SPECTによる診断の精度は約八〇%とされている。脳SPECTの結果だけを絶対視するのではなく、臨床症状と照らし合わせながら判断することが大切であることも付言しておく。

2 軽度認知障害とは何か

▼早期診断の道しるべ

最近、「認知症の前段階の状態」や「認知症と健常の間の状態」を示す言葉として、「軽度認知障害」という表現が普及してきた。「軽度認知障害」（「軽度認知機能障害」とも言う。Mild Cognitive Impairment：MCI）は、認知症の早期診断にとって絶好の道しるべである。

軽度認知障害とは、以下の四項目を満たす状態を指す。

①物忘れに対する自覚がある。家族など周囲の人から「物忘れがひどい」などの指摘がある。
②客観的な記憶障害がある（新しいことを覚えられない、思い出せない）。
③記憶以外の認知機能は保たれている（判断力や見当識、会話能力などがおおむね正常）。
④日常生活は基本的にできる（書類の作成ミスや期限を守れないなど、仕事上は多少の支障が出ることが多い）。

軽度認知障害の症状は物忘れのみで、それ以外の認知症症状が出ないことに特徴がある。日常生活において、物忘れに悩みながら過ごしている人の多くに軽度認知障害が疑われる。そのような人たちは自身の物忘れを自覚しているため、メモを取ったりカレンダーにさまざまなことを書き込んだりして物忘れを補うための行動をとることが多い。先に掲載したチェックリスト表（154ページの表7－1）で複数項目に該当する人は、軽度認知障害の可能性があると考えて、早期発見に努めてほしい。

軽度認知障害の人の記憶・知能テスト（本章1参照）の結果は、どのくらいの数値になるのだろうか？　点数ですべてを判断することはできないが、ミニメンタルステート検査ではおよそ二四～二六点で、改訂長谷川スケールではおよそ二一～二六点で軽度認知障害が疑われる。

▼年間一〇%の人が認知症に進行する

軽度認知障害の自然経過を観察すると、どうなるだろうか？　多くの人が認知症に進行するのか？　健常に戻る人はいないのか？

町や村を単位にした地域社会での研究報告では、軽度認知障害の人の五～一〇%が毎年認知症に移行し、五年間では二〇～四〇%の人が認知症に進行するとされている。医療機関受診者に関する研究報告では、年間一〇～一五%がアルツハイマー型認知症に進行し、六年間で約八〇%の人が認知症に移行したなどとされている。

地域社会での追跡研究と医療機関での追跡研究では、結果が大きく異なっている。この乖離《かいり》はおそらく、医療機関を受診した人々はより重い物忘れ症状を呈していたのだろうと推測される。軽度認知障害の人が知的に健常な状態へと戻る率は、「一四～四四%」とされる（『認知症疾患治療ガイドライン　2010』日本神経学会監修）。

仮に軽度認知障害と診断されても、それがすなわち「あなたは病気です」と断定されたわけではない。「記憶力の低下や記憶の混乱がみられる」という状態を指摘されただけのことである。そこから認知症へと進行する人もいれば、そうでない人もいる。

では、軽度認知障害と診断されても認知症に進行しない人とは、どのような人だろうか？最も一般的なものは、慢性的な睡眠不足や過労による、意識の軽いもうろう状態が挙げられる。人は、睡眠をあまりとれない状態が続くと三日目頃から物事を覚える力が落ち、仕事にミスが増え、イライラして怒りっぽくなる。そのような人が認知症の簡易検査を受けると、容易に軽度認知障害の診断を受けてしまう。このような場合には通常、しっかり休めるようになると症状が改善する。

また、うつ病や抑うつ気分（第6章参照）に陥った精神状態にある人も、軽度認知障害と診断されてしまう可能性がある。気分が落ち込み、生きる意欲を失い、集中力が散漫になった状態は、軽度認知障害の定義（前述の四項目）に当てはまりやすいからだ。抑うつ気分が認められるときには、精神科医によるしっかりとした診断と治療を受けることが必要である。

以上をまとめると、軽度認知障害と診断された人は、五年間で約半数が認知症に進行する危険性があり、およそ三割の人が健常に回復する可能性がある。

▼軽度認知障害の診断と脳SPECT

軽度認知障害の診断においても、脳ＳＰＥＣＴは大いに利用価値がある。物忘れを呈し、家族や友人からもそのことを指摘されて「医者に診てもらいなさい」と勧められていた五六歳の人を

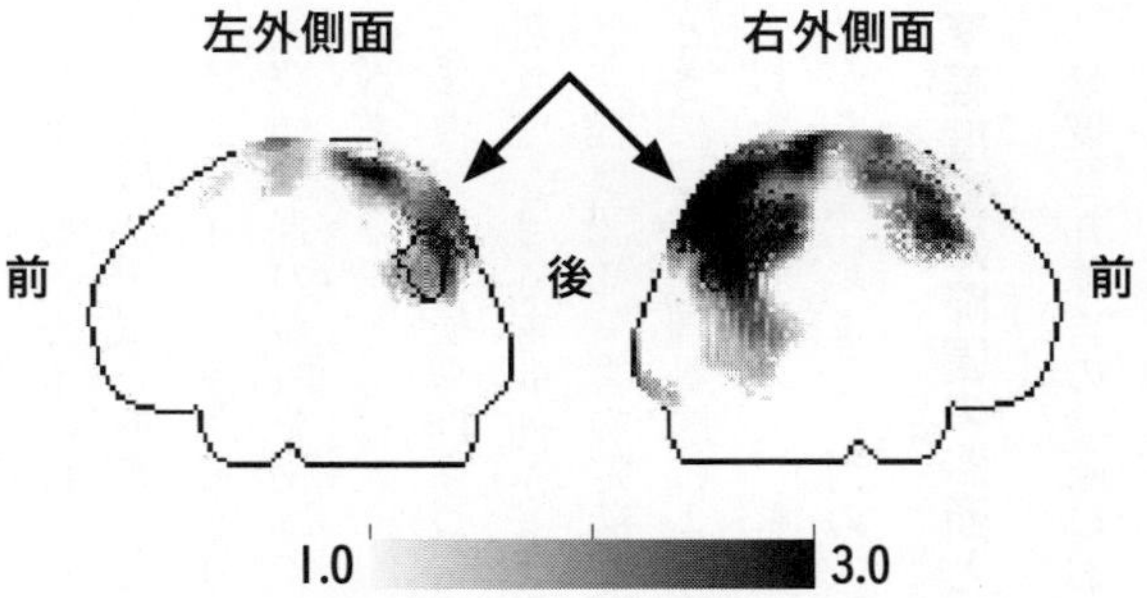

図7－6　軽度認知障害の脳SPECT像　典型的なアルツハイマー型認知症の血流低下パターン（両側頭頂葉の血流低下、→）を示している。しかし症状は軽く、認知症とは診断されない。こうした例では、将来アルツハイマー型認知症に進行する危険性が高いと推測され、薬による治療を開始している。

例に述べよう。改訂長谷川スケールは二四点、ミニメンタルステート検査では二五点で、軽度認知障害と診断された。この人の脳SPECT像を図7－6に示す。

先のアルツハイマー型認知症（21ページの図1－3）と同様、左右両方の頭頂葉の血流低下が認められ、典型的なアルツハイマー型認知症の所見が得られた。診断は臨床症状に基づいて行うため「軽度認知障害」となるが、このような場合には、認知症に準じて抗認知症薬（第8章1参照）による治療を開始したほうがよいと考えられる。

軽度認知障害と診断された人を脳SPECTで検討すると、両側頭頂葉に血流低下を認める人と、ほぼ正常所見の人とがいる。両側頭頂葉に血流低下を認めた人は、着実にアルツハイマー型認知症に進行する傾向が認められている。フォローアップが不十分なために断定的なことは言えないが、軽度認知障害の人々の中から将来認知症に移行する危険性の高い人を脳SPECTで拾い出せるのではないかと期待している。

3 水際作戦——認知症の予防は可能か

物忘れなどを自覚し、認知症への不安が芽生えたとき、誰でも予防したいと願う。病気は予防できればいちばんである。しかし、知的衰えと、その極限としての認知症には、発症原因が不明なものが多い。遺伝的な背景もあり、本質的な意味での予防法はいまだ確立していないのが実情だ。

認知症の予防策は、自動車のアクセルとブレーキに喩えることができる。認知症を悪化させるもの（アクセル）は、「認知症の悪化因子」と呼ばれている。反対に、認知症の進行を抑制するもの（ブレーキ）は、「認知症の防御因子」だ。

認知症の発病や進行をできるだけ遅らせるためには悪化因子（アクセル）を取り除き、防御因子（ブレーキ）を増やすことである。実は、その具体的対策の大半は、生活習慣病の予防や一般的な健康管理と共通したものである。常識的に指摘されている「健康的な生活」を取り戻すことこそが認知症の予防であり、知的衰えの予防となるのである。「秘策」は存在しない。認知症の予防策は、私たちの常識と良識の中にこそ潜んでいるのである。

▼知的衰えを防ぐ生活、悪くする生活

認知症を悪くする原因、すなわち認知症の悪化因子を明らかにして生活を改善すれば、認知症の予防に接近することができる。それは、「知的衰えを防ぐ生活を選択するか、悪化させる生活を続けるか」という問題とほぼ同義である。

認知症を悪化させる原因として、次の事項が指摘されている。

・社会的活動への不参加、家庭内への引きこもり、身体面・精神面での廃用症候群（長いあいだ、あまり何もしないでいるために、心も体も衰えてくること）
・過度のアルコール摂取
・高カロリー・高脂肪の食事
・生活習慣病（高血圧、高脂血症〈脂質異常症〉、糖尿病など）
・高度なストレスの持続、うつ病
・喫煙

一方、認知症を防ぐ可能性のある事項は、次の通りである。

・ウオーキングなどのゆっくりとした運動を日常的に行う
・四〇～六〇代での生活習慣病の治療
・知的余暇活動、社会的活動、人との交流への積極的な参加
・ポリフェノールや不飽和脂肪酸の摂取（具体的な食品名は後述）
・十分な睡眠、慢性的な過労の予防

各項目をみると、常識的な範囲で理解できるものが大半であろう。だが、これをもとに認知症の予防を実践するのは意外にたいへんであり、まわりの人々のサポートが大切となる。

▼脳によいこと——知的衰えの予防

生活上の改善をどう図ればいいのか、まとめて考えてみよう。

第一に、日常生活に適度な運動を取り入れることである。運動の内容は、ときどき行うゴルフのようなものではなく、息の上がらないゆっくりとした運動（ウオーキングや軽いジョギングなど）を毎日行うことが有用である。

地域ぐるみで行う運動プログラム（ラジオ体操や地域独自の体操、ウオーキングなどを組み合わせたもの）の実践が、改めて注目されている。リハビリテーションの項（第8章2）で述べる

が、一日一時間程度のゆっくりとした運動（「有酸素運動」と言われ、散歩が代表的なものである）には、認知症の予防効果があると考えられている。

適度な運動は、あらゆる生活習慣病の予防に有用である。現代人の「運動不足病」は社会現象でもあり、協力して克服していかなければならない。

第二に、生活習慣病の治療が大切である。これもまた、認知症予防効果のあることが確認されている。糖尿病や高血圧のある人は、ない人に比べて有意に認知症を発症し、進行する。その危険性は、一・五〜二倍に達する。糖尿病や高血圧をきちんと治療することで、有意に認知症の進行を予防でき、危険性を半減させることが可能だ。

この二つの疾患では、「中年期（四〇〜六〇歳）での治療」に認知症予防効果があることに注目したい。若い時期の治療が大切で、高齢期になってから一生懸命治療しても認知症予防効果があるかどうかはわかっていない。かかりつけ医をもって治療とケアを受ける必要があり、家族や同僚の人たちのサポートも欠かせない。

▼共感と感動を覚える生活を

第三に、知的余暇活動や社会的な活動に参加することも大切である。

観劇、音楽鑑賞、読書、文章の執筆、集団的な学習活動、旅行、スポーツ観戦など、知的余暇活動には多くの例がある。同様に、地域社会でのさまざまな取り組み（町内会などのイベントや地域の祭りなど）に参加し、活動することも有益である。

スポーツ観戦は、心と体の活性化効果をもっている。スタジアムに足を運んで実際の試合をみると、テレビ放送ではわからないさまざまなことに気づく（図7－7）。私はサッカーが好きで、ときどき観戦に出かけるが、選手の息遣いや飛び散る汗のしぶき、選手と選手がぶつかり合う鈍い音、試合が動かないときのジリジリとした焦燥感、ゴールが決まった瞬間の激しい興奮、テレビでは味わうことのできない体験が現場にはたくさん待ち受けている。

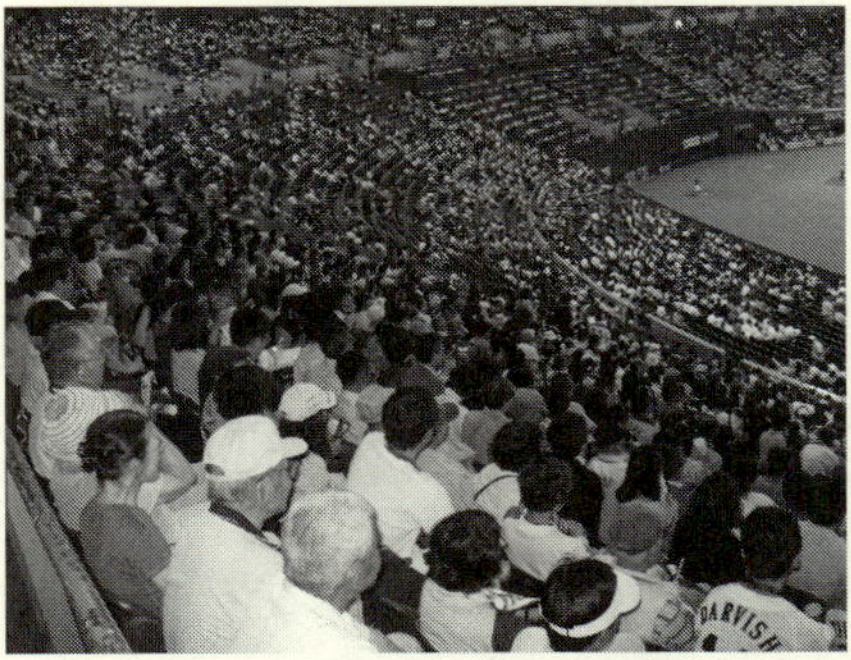

図7－7　スポーツ観戦をしよう　スポーツは観る者に感動と興奮を与える。高齢期の生活の中に取り入れる価値がある。

音楽鑑賞も、生の演奏ほど迫力のあるものはない。演奏する人の緊張感がひしひしと伝わってくる。スポーツにおける感動も芸術における感動も、すべては人間に対する感動である。その感動や人に対する共感が、脳を活性化してくれるのだろう。

▼大切な睡眠

第四に、睡眠がたいへん重要であることを強調しておきたい。

睡眠を制限されると、アルツハイマー型認知症の病態を示すアミロイド－βタンパクが増加する（オリゴマーの増加をともなう）可能性が示唆されている。マウスでの実験結果ではあるが、人の脳に溜まったアミロイドを検出できる画像検査（PET検査）が可能となった現在では、人でも証明される可能性がある。

眠りは、知的衰えを予防するうえできわめて重要な営みである。眠りは脳という臓器特有の休息であり、情報活動整理の時間帯である。眠りの間に各種情報の整理や、記憶としての定着がなされ、混乱が収められることで新たな活動の準備がなされると考えられている。

眠りを経ることで初めて、人の思考や記憶は発展する。人は、しっかり眠らなければ知的活動ができない。睡眠中に現れる夢も、記憶の整理や定着、強化に重要であるとされている。新たに学んだ知識や技術は、それを学んだ日に六時間以上眠ることによって初めて身につくという研究結果もあるという。人によって時間は異なるが、眠りは知的活動のために、知的衰えの予防のために必須の営みなのである（睡眠の改善策は第8章3参照）。

物質の名称	食品名（含まれる物質名）
不飽和脂肪酸	イワシ、アジ、サバなど魚介類 オリーブオイルなど
ポリフェノールなど	トマト（リコピン） カレースパイス（クルクミン） コーヒー（トリゴネリン） 赤ブドウ・ワイン（レスベラトロール） ブルーベリー（アントシアニン） 緑茶（カテキン）

表7－8　認知症予防効果が期待されている食品

▼認知症を予防する食品はあるか

認知症を予防する効果をもつ食品成分として、不飽和脂肪酸とポリフェノールの二つが期待されている。表7－8に、認知症を予防する効果が期待できる食品を示した。

ただし、これらの食品が本当に認知症予防効果をもつかどうか、その学術的な研究はいまだ不十分であることはご了解いただきたい。現段階での統一見解は、「認知症の発症予防や認知症の進行の抑制を示す確定的な結果は得られていない」（『認知症疾患治療ガイドライン　２０１０』）というものである。研究が進み、近い将来「抗認知症食品」が登場することを期待したい。

軽度認知障害の診断が確定した場合に、抗認知症薬（ドネペジルなど）の早期投与は認知症を予防する効果をもつのだろうか？

軽度認知障害の人にドネペジルを投与すると、認知症への進行を遅らせることができるという研究結果が、若干ながら報告されている。いまだ科学的根拠が確立したとは言えないが、私自身は、他に有効な方法がない現状では、早期投与を行うべきであると考えている。

特に、働き盛りの世代を直撃する若年性認知症では、発症すると間もなく退職に追い込まれる人が圧倒的に多い。たとえ数年間でも認知症の発症を先送りできれば、雇用の継続や離職後の生活設計を考える時間的余裕を得ることが可能となるからである。

第8章

患者の日常と向き合う

——治療とリハビリテーション、日々の暮らし

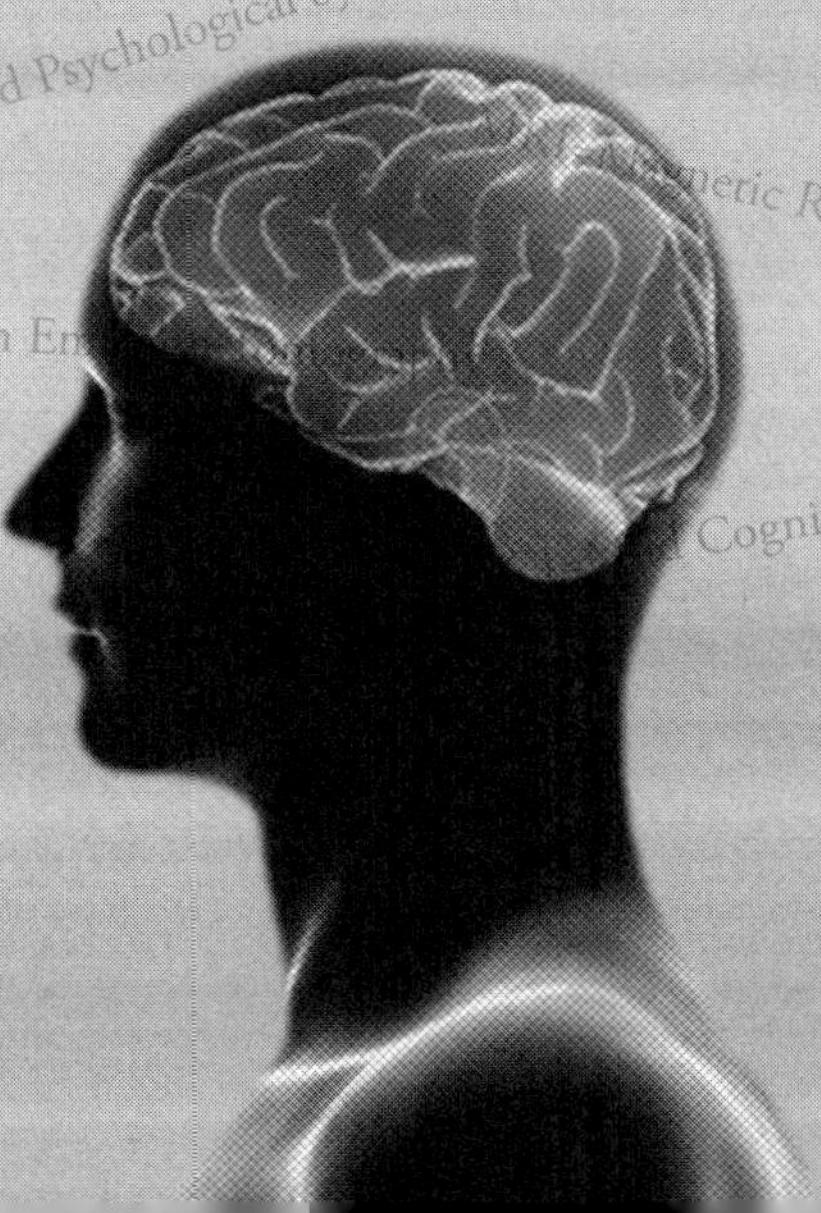
SPECT=Single Photon Emission Computed Tomography
WAIS-R=Wechsler Adult Intelligence Scale-Revised
SSRI=Selective Serotonin Reuptake Inhibitors
ROT=Reality Orientation Training
CT=Computerized Tomography
FAB=Frontal Assessment Battery at bedside
BPSD=Behavioral and Psychological Symptoms of Dementia
PET=Positron Em
Cognitive Impairment

「認知症をよくする薬があると聞きました。本当にそんな薬があるんですか？」

患者さんや家族から、ときどき訊ねられる質問である。二〇世紀の終わりに登場した薬「ドネペジル」（アリセプト）は、新世紀の認知症医療を明るく照らし、患者にも医師にも希望を抱かせた。

それから一三年——、認知症医療はどのように変化したのだろう。

根治的な治療薬は登場したのだろうか？

二〇一一年には新薬が三つ登場したが、それぞれどんな薬なのだろうか？

「脳トレ」（脳活性化トレーニング）がブームになって久しいが、認知症にも効くのだろうか？衰えつつある自分の脳を、ふたたび活性化することはできるのだろうか？

認知症の予防はできるのか？　予防のためには何をすればいいのか？

本章では、こうした問題を考えてみたい。

1　認知症と闘う四つの薬

▼いまだ深い霧の中にある認知症研究

認知症の根治的治療は、残念ながらいまだ実現していない。認知症の多くを占める脳変性疾患にいたっては、原因も病態も、いまだ深い霧の中にある。わずかな光明が差しているのがアルツハイマー型認知症だが、研究はまだ初歩的な段階にある。

脳変性疾患である認知症では、脳の中に異常タンパクが現れることが確認されている。そのタンパクを標的とする治療薬の研究が行われている（以下、「　」内は異常タンパクの名称）。

アルツハイマー型認知症では老人斑［アミロイド－βタンパク］と神経原線維変化［タウタンパク］を標的に、異常タンパクの合成を阻害し、分解を促進する薬の研究が進められている。研究途上にある薬は、臨床試験進行中の薬だけでも一〇〇を超えているとされ、期待を込めて見守りたい。

前頭側頭型認知症ではピック小体［3リピートタウタンパク］、レビー小体型認知症ではレビー小体［α－シヌクレイン］を標的に治療薬の研究が進められているが、いまだ成功していない。この方面の専門家によれば、「まだまだ道は遠い」という。

アルツハイマー型認知症では、「ドネペジル」が一九九九年の登場以来、長く使用されてきた。日本で開発された薬であり、同時に唯一の認知症治療薬でもあった。脳内のアセチルコリン

薬品名	説明
ドネペジル（アリセプト、ドネペジルなど）	アセチルコリン活性を高める薬。認知機能の改善および悪化予防効果がある。
ガランタミン（レミニール）	アセチルコリン活性を高める薬。効果はドネペジルと共通であるが、ドネペジルを長期間使用した後でも効果がみられることがある。
リバスチグミン（リバスタッチパッチ、イクセロンパッチ）	アセチルコリン活性を高める薬。貼付薬で、内服できない人でも使用できる。
メマンチン（メマリー）	グルタミン酸の過剰刺激から神経細胞を守る薬。興奮しやすい症状・すぐ怒る症状などに改善効果がある。

表8－1　現在使われている認知症治療薬

の働きを増すことによって、アルツハイマー型認知症の症状を若干改善し、進行を抑える薬とされている。残念ながら、病気そのものを根治する作用はもっていない。

二〇一一年には新たに三つの薬が認可され、発売された。「ガランタミン」「リバスチグミン」「メマンチン」である。いずれも根治薬ではないが、治療成績の向上が期待されている。

まずは、これら四つの薬の効果をみてみよう（表8－1）。

▼史上初の認知症治療薬――ドネペジル

認知症の治療薬として世界で最初に認可されたドネペジルは当初、「軽度、中等度」のアルツハイマー型認知症を対象に認可された。五ミリグラムを二四週間服用した場合の効果は、全般性評価で症状改善五一％、不変三六％であった（対照群の数値は省略）。若年性アルツハイマー型認知症では、高齢期アルツハイマー型認知症よりも効果が高いとされている。副作用は吐き気・嘔吐、食欲不振、下痢などである。

「軽度、中等度」のアルツハイマー型認知症で開始された臨床応用はその後、「高度」認知症も対象となり、投与量も一〇ミリグラム投与が認められた。一〇ミリグラム服用で、四二％の患者に改善効果が認められたとされている（対照群の数値は省略）。ドネペジルの有効性はアルツハイマー型認知症に加えて、血管性認知症やレビー小体型認知症でも期待されている。

なお、「軽度」とは買い物や金銭管理に多少の支障を来すものの見守り程度で自立できるレベル、「中等度」とは着衣や食事、服薬などでときどき介護を必要とするレベルを言う。「高度」になると、ほとんどの生活行為で常時、介護を必要とする。

アルツハイマー型認知症における私の使用経験からは、ドネペジルには症状の進行を抑えると同時に若干の症状改善も認められた。近所を散歩することさえ一人ではできなかった人が犬を連れて散歩できるようになり、記憶の改善が認められたという例も経験した。

ドネペジルには、個々の症状の改善よりも「何となく活気が出た」「元気が出てきた」という現象が目立った。興奮が増して、介護がたいへんになったという例もある。アセチルコリンの働きを増すという作用機序から、肯定できるものである。

▼二〇一一年発売の新薬は期待できるか

二〇一一年に発売された三つの新薬のうち、二つ（ガランタミン、リバスチグミン）はドネペジルと共通の「アセチルコリン作用薬」である。作用の仕方に若干の違いがある。「ガランタミン」（レミニール）一六ミリグラムを二四週間服用した場合の効果は、全般性評価で症状改善二六・七％、不変三一・四％と報告されている（対照群の数値は省略）。症状に応じて、一日二四ミリグラムまで増量できる。一日一回の服用ですむドネペジルに対し、ガランタミンは一日二回の服用が必要である。

もう一つの「リバスチグミン」（リバスタッチパッチ、イクセロンパッチ）は貼付剤で、皮膚から薬剤が吸収される。一八ミリグラムを二四週間貼付した場合の効果は、全般性評価で症状改善二一・八％、不変四〇・四％などとされている（対照群の数値は省略）。

認知症の薬は、有効量に達するまで徐々に増量しながら使用するが、リバスチグミンではその期間が一二週間と長いことが欠点である（ドネペジルは二週間、ガランタミンは四週間で有効量に達する）。

三つの「アセチルコリン作用薬」の組み合わせ服用、すなわち「ドネペジル＋ガランタミン」「ドネペジル＋リバスチグミン」などの組み合わせによる服用はできない。それぞれの薬の効果はほぼ同水準と判断されるが、差を認めるという研究結果も報告されている。

同じアセチルコリン作用薬ではあるが、新薬の二つはドネペジルとは異なる作用機序を有している。ドネペジルの効果が消失した段階でガランタミンやリバスチグミンに変更すると、新たに有効性が示されるという報告もあり、今後の動向に注目していきたい。

新薬の二つは、軽度および中等度までのアルツハイマー型認知症のみに効果がある。副作用はドネペジルと共通したものが多い。

▼新しいしくみで効果を発揮するメマンチン

第三の新薬「メマンチン」（メマリー）は、他の三つの薬とはまったく異なるしくみで効果が発揮される。

神経細胞（ニューロン）は、神経伝達物質（グルタミン酸）によって情報を伝える働きをしている。アルツハイマー型認知症では、神経伝達物質による過剰な刺激で神経細胞の働きが阻害されることがあり、症状悪化の一因と考えられている。メマンチンには、この過剰な刺激から神経細胞を守り、正常な神経細胞の活動を維持する働きがある。

メマンチンは中等度から高度なアルツハイマー型認知症において使われ、症状の進行を抑制することに主な効果がある。軽度な認知症を主な対象とする他の薬剤とは、使用目的に明確な違いがあるのが特徴だ。二〇ミリグラムを二四週間服用した場合に、有意に進行を抑えることが証明されている。

また、メマンチンは行動・心理症状に有効であることが期待されている。攻撃的な態度や興奮しやすい気分などを抑え、日常生活をスムーズに送れるようにする作用があるからだ。メマンチンはまた、アセチルコリン作用薬と併用することが可能である。メマンチンは徐々に服用量を増やし、四週目から有効量に達する。副作用は、めまいや便秘、頭痛などである。

発売から間もない薬ではあるが、私の使用経験ではドネペジルとの併用でも、またメマンチン単独の服用でも有効性を実感している。これまでに五〇人ほどの患者さんに服用してもらったが、認知症特有の攻撃的な性格を緩和したり、興奮しやすい気持ちを落ち着かせる効果が認められた。

ちょっとしたことですぐに妻にあたり、攻撃的な態度をとっていた人が、メマンチン服用後に性格ががらりと変わり、穏和で素直になったケースもある。

「性格が変わった。本当に介護が楽になった」

奥さんの一言は印象的であった。

デイサービスを拒否していた人が自ら進んで行くようになったり、入浴を拒否していた人が入浴を受け入れるようになった事例も経験した。長期投与の経験はいまだ乏しく、効果の持続期間については未知数の部分も残っている。また、記憶力などの改善を実感した事例は、現時点では認められていない。メマンチンの効用については、今後さらに注目していきたい。

2　知的衰えや認知症に対するリハビリテーション

▼リハビリは見捨てない

認知症におけるリハビリテーションは、重要な治療法であり、予防法でもある。近年、認知症に対する予防法としてのリハビリテーションの意義に関心が集まり、家庭や地域で実践されている。今後いっそう普及していくことが期待される。

「運動療法」（理学療法）では、身体機能の向上とともに、知的衰えを予防する効果が期待できる。良好な体調を保ち、一日の生活リズムを崩さないためにも効果的である。スポーツをしているような感覚、適度な疲労感や爽快感をもたらす訓練が求められる。

トレーニングマシーンの利用も、スポーツジムで運動しているような感覚を呼び起こすことで、患者さんに好まれる。上り坂の角度やスピードを調節してジョギングをするトレッドミル、自転車感覚でカロリー消費を測れるエルゴメーター、各種筋力をアップする筋力トレーニングマシーンなどが広く普及しており、認知症における予防策やリハビリへのさらなる利用が望まれる。「作業療法・知的トレーニング」では、仕事感覚を感じられるメニュー、文章音読・対話などの言語活動、成果をおだやかに競い、完成ぶりを評価されるメニュー（作品が売れる、作品が飾られるなど）が有効である。

絵画や音楽、園芸や手工芸、料理といった、人間生活のあらゆる文化的手段の活用が可能である。手芸で手袋やソックス、帽子を作り、それをバザーに出して売る。売れた喜びはつくる喜びを何倍にも増幅させ、作業療法としての効果をいっそう高めてくれる。家屋のリフォームや修復、塗装や整地、木の植え替えなど、戸外における「仕事のような」メニューで行われるプログラムも注目されている。コーディネーターはたいへんだが、効果の期待できる試みである。

言語障害を示す認知症では、「言語聴覚療法」が有用である。障害された言語機能そのものが改善されることは少なくても、コミュニケーション能力が向上し、言語機能の衰退を抑えることができる。言語聴覚療法は、人と交流することの楽しさを知るためにも有用だ。

認知症のリハビリテーションにおいては、治療効果の評価の仕方を他のリハビリとは変える必要がある。一般に、リハビリテーションでは低下した機能を改善する、残存機能を向上させることに目標が置かれがちだが、認知症のリハビリテーションでは「機能を失う速度をおだやかにす

グレードA	強い科学的根拠があり、行うよう強く勧められる
グレードB	科学的根拠があり、行うよう勧められる
グレードC1	科学的根拠がないが、行うよう勧められる
グレードC2	科学的根拠がなく、行うよう勧められない
グレードD	無効性あるいは害を示す科学的根拠があり、行わないよう勧められる

表8－2　科学的根拠に基づく推奨グレード

る」という視点が重要であり、患者さん自身にも、また介護にあたる家族の人たちにもこの考え方が浸透することが望まれる。

▼リハビリテーションは本当に効果があるのか?

あらゆる臨床医学・医療の分野で近年、「エビデンスに基づく診療」(Evidence-based medicine:EBM)が重視されている。エビデンスとは「科学的根拠」であり、学閥や学会の壁を越えて、全国共通の根拠と指針を基に診療が行われることを目標としたものである。

科学的根拠に基づく推奨グレードは通常、表8－2のようにランク化され、グレードAからグレードDまでの五段階で評価される。この評価法にしたがうことで、独りよがりな治療法や主観的な思い込みが排除されるしくみだ。

認知症リハビリテーションの分野でも、エビデンスを評価しながら各治療法の有用性が検討されるようになっている。二〇〇一～二〇〇二年の長寿科学総合研究「アルツハイマー型痴呆の診断・治療・ケアガイドライン」(本間昭主任研究員)では、グレードAの治療法として「記憶訓練」と「現実見当識訓練（Reality Orientation Training：ROT）」が挙げられている。グレードBには、音楽療法などが挙げられている。

『認知症疾患治療ガイドライン2010』では、リハビリテーション分野の推奨グレードは概して低く、グレードAの治療法は皆無である。最高でグレードBに運動療法の認知症予防効果が認められているが、ほとんどの治療法がグレードC1とされている。現実見当識訓練、回想法、運動療法、音楽療法、学習療法などだ。リハビリテーション分野における各治療法は、まだまだ研究途上にある。ただし、最近の研究報告を私なりにまとめると、軽度認知症に対するリハビリテーションの短期的有効性（六ヵ月程度）は確実に認められる。近い将来、エビデンスとして評価されることを期待している。

この『ガイドライン2010』を読んで驚いたことがある。「転倒予防のための歩行訓練・バランス改善のための運動療法」がグレードC1にとどまっていたことである。これは、認知症の人に歩行訓練やバランス訓練を行っても、容易には転倒予防につながらないという厳しい現実を示している。日頃「有意義である」と思い込んでいたことが、必ずしも科学的根拠をもたないものであることを教えられた。

一方で、家族教育や介護者教育の有効性がグレードBと評価されている。介護者に対する教育が、認知症の人の状態改善に有用・有効であることを示すものだ。「認知症とはどういう病気

リハビリテーション法	説明
記憶訓練	記憶補助具（メモやアラームなど）使用、日常の行動とその範囲を記憶する、文章を読んで質問に答えるなどの方法がある。
現実見当識訓練	ボードやポスター、ミーティングを利用し、現在の日時や場所、そこにいる理由などを提示し、患者の理解と受けとめを促進する訓練。
失認・失行に対する訓練	ランドマークを置いた道順をたどる訓練、手の操作訓練、問題解決訓練（例：コーヒーをいれて飲む）などがある。
言語聴覚訓練	言語活動の中で残った機能を利用して、それを豊かなものへ高める。脳卒中とは異なり自然治癒力を利用した訓練はできないが、コミュニケーションの改善などを目標に努力が必要。
作業療法	さまざまな道具（スポーツ用具、工具、パソコンなど）を用いた訓練である。音楽療法、園芸療法、絵画療法なども含まれる。認知症リハビリテーションの基本的な訓練法である。
学習療法	文章の音読、計算ドリルなどを施行する。東北大学川島教授の方法が有名である。
運動療法	息の上がらないゆっくりとした運動（有酸素運動）を基本とする。ウオーキングが最も普及している。運動療法には認知症予防効果がある。
回想法	数人のグループでテーマ（子育て、戦争、お正月など）を決めて語り合う。記憶を整理し、自分や家族を振り返り、心身や感情の安定につながると期待される。

表8－3　主な認知症のリハビリテーション法

か」「認知症はどのように進むか」といった知識を基礎から学び、行動・心理症状（BPSD）のケアの仕方などを理解することの重要性が、改めて浮き彫りになった。

以下では、認知症におけるリハビリテーション法について、表8－3を参照しながらみていくことにしよう。

▼記憶訓練の「楽しめるリハビリ」化を

記憶訓練には、いくつかの方法がある。その人が実際に困っている生活上の問題を取り上げた記憶訓練から入ることが勧められる。もちろん、解決可能と判断されるレベルの課題から入ることが必要である。

たとえば、通院の方法や院内の道順の習得、必要な物品の買い出しなどである。また、記憶補助具使用の習得も大切で、「メモを取って記録する」「カレンダーやアラームを利用する」などが有用である。

訓練法としては、「PQRST法」が場を問わず（病院でも施設でも、入院でも外来でも）実施しやすい。一〇〇字から二〇〇字程度の短い文章（対象者のレベルに合わせて増減させる）を読み、

①概要をざっと理解する（preview：P）、

②文章内容に関する質問をする（question：Q）、
③改めて文章を読み、②の質問の答えの確認をする（read：R）、
④その人なりの表現でまとめを作成する（state：S）、
⑤文章を記憶できているか再確認する（test：T）

の五段階で訓練を行うものである。記憶障害をもつ人に対する訓練なので負担にならないよう注意して行う必要があり、また、読字能力の低下した人は対象にできないという制約もある。文章内容は興味をもちやすい分野、誰でも知っている話などから引用するのがいい。

記憶障害における訓練の大切な原則は、「誤りをさせない学習」を貫くことである。「誤り」がそのまま記憶されてしまう危険性が、意外に高いからだ。その人のレベルに合わせた「やさしい」問題設定が大切で、徐々にレベルを上げていく。

記憶訓練は学校の国語の勉強に似て楽しめない印象があり、患者さんに苦痛を強いる側面もある。楽しみながらできる訓練を工夫していく必要がある。

▼自分が「今、ここにいる理由」を理解する

見当識の訓練は、認知症リハビリテーションの基本をなすもので、現実見当識訓練（ROT）が代表的なものである。現実見当識訓練は、対象となる認知症の人が、

・「今」はいつなのか？
・自分がいるその「場所」はどこか？
・なぜその「場所」にいるのか？
・自分はそこで「何」をしているのか？
・一緒にいる人は「誰」なのか？

などをボード表示や会話、挨拶やミーティングなどを通じて、わかりやすく理解するための取り組みである。グループで行う方法（定型的ROT）と、個人で行う方法（非定型的ROT）とがある。

定型的ROTは、ミーティングを通して行うプログラムが主体となる。最大でも七～八人までのグループで毎日、午前中の決まった時刻に行う。ボードに基本情報（年月日や時間、季節、天気、今いる場所など）を書き込み、読み上げる。予定を書き入れたカレンダー表示も大切である。自己紹介や今ここにいる理由、個々人のその日の予定などを語り合う。「一緒にいる人々は誰か」「なぜ一緒にいるのか」など、見当識に関する情報も提供する。三〇～六〇分程度の時間で行い、可能なら夕方にもミーティングをもって一日を振り返る。

非定型的ROTは、見当識の改善を目的として、個人の一日の生活の中で行われる。ボードに基本情報を書いて表示し、生活空間にトイレや、ゴミ箱、タンスなど各種の表示を絵や文字を用いたポスターやワッペンにして、わかりやすく設置する。居室やベッドの周辺には、なじみのものを配置する。日常的なコミュニケーションの中で、関係者全員が同じ表現を使って基本情報や予定を提供していく。

現実見当識訓練の効果はまず、「ボードやカレンダーをみて自発的に予定を確認し、行動するようになる」「帰宅願望が減少する」「落ち着きが出てくる」などの形で現れる。ミニメンタルステート検査などで改善が得られたという報告もある。

▼道を覚える、コーヒーをいれる――できることから一歩ずつ

失認や失行に対するリハビリテーションは、脳血管障害の後遺症に取り組むものは存在するが、認知症分野では未確立である。

「道順を理解できない」「街並を理解して目的地にたどりつくことができない」などの症状（街並失認）におけるリハビリでは、関心を引くランドマーク（目印）を見つけて（ときにはランドマークを作成して）道順を学習することから始める。

この学習のポイントは、周囲の人にとってはわかりやすいランドマークでも、当人には目印とならない場合が多いことである。あくまでも、当人にとって「これはわかる」という目印を見つけることが大切だ。施設内ならば自由にランドマークを設置できるため、学習しやすいメリット

がある。ランドマークができ上がったら簡単な地図を作製して、それをみながら歩く訓練を行う。

「箸で物をつまむ」「みかんの皮をむく」「櫛で髪をとかす」など、日常生活における道具や手を使う動作が上手に実行できない障害が「失行」である。失行から回復するための訓練の基本は、リハビリテーション技師や介護士などがお手本を示したうえで、模倣しながら動作を覚え直すことである。

簡単な動作から開始し、「誤りをさせない学習」の原則にしたがって行う。簡単な訓練を繰り返してから次へ進むことが重要だ。同じ動作でも場面が変わるとできなくなることが多く、さまざまな場面で同じ動作訓練を繰り返す必要がある。

物事を遂行することに関する障害のリハビリテーションは、「問題解決訓練」などと言われる。「コーヒーをいれて飲む」などの課題を挙げ、「必要な物品を集める」「材料を仕込む（コーヒーの粉と水）」「コーヒーメーカーのスイッチを入れる」「カップに注ぐ」「飲む」といった各段階を、援助を受けながら実行する訓練である。実生活に即した課題と物品を使って訓練することが重要だ。繰り返し実行して、徐々に複雑な課題へと移行する。

▼言葉の訓練の大切さ――ただ発音するためだけでなく

失語症が疑われる場合には、「標準失語症検査」を受けることが望ましい。標準失語症検査とは、「単語の理解」「単語の復唱」「漢字の音読」「漢字の書き取り」など、二六項目の言語機能を検査し、言語障害の内容を精査するものだ。

ただし、認知症ではこの検査を嫌う人が少なくない。自分のできないこと、できなくて気にしていることについてことさらに調べられ、不快感を覚えるためである。場合によっては、「話せるか」「聞いて理解できるか」「読めるか」の三点に絞った簡単なチェックだけを行って、訓練に進むほうがよいこともある。そうしたケースでは、訓練の途中で評価・検査に戻る。

言語訓練は、同時にコミュニケーション訓練でもある。治療者と患者が顔見知りになり、心を通わせるような状況になってから初めて、本格的な訓練が可能となる。表情やジェスチャー、絵や文字、写真などを多用して、コミュニケーションを図る。わかりやすく短い言葉で会話し、ゆっくりと答えを待ち、一つの内容がきちんと終わるまでは次に行かない配慮が大切である。

「北海道若年認知症の人と家族の会」の平野雅宣副会長（元北海道教育大学教授）は、「機能を失う速度をおだやかにするリハビリテーション」の意義を強調されている。前述のように、リハビリテーションは低下した機能を改善することに目標が置かれがちだが、認知症患者が増加している今日では、「機能を失う速度をおだやかにする」視点からのリハビリテーションの普及が望まれる。

一般に、認知症における失語症は訓練で回復することは少ない。しかし、訓練によって「機能の喪失を遅らせる」ことは可能である。また、訓練を行うことによって言語機能は改善しなくても、コミュニケーション力は改善しうる。「人と交流する楽しさ」を覚えてもらうことも重要だ。患者さんが男性の場合、女性の言語聴覚士と交流できることを楽しみに訓練をする姿を見かけることがある。決して悪いことではない。

認知症が進行すると言葉の世界から徐々に遠ざかり、やがていっさいの言語理解や発語が失われていく。そのような段階でのリハビリテーションでは、ボディアクションや音楽（歌）と発語を組み合わせながら行うことで、発語を引き出せることがある。言語機能としての発語が意味をなさない状態にいたっても、口腔の運動機能を維持することは大切である。発語がなくなると食事の飲み込み（嚥下）にも悪影響が出て、やがて食事がとれなくなるためである。

▼脳トレは有効か？

作業療法は、認知症の最も基本となるリハビリテーションの一つである。

積み木や粘土細工、木や紙、金属などの材料を用いた工芸・工作、裁縫や刺繍、各種の遊具などを用いたゲームやレクリエーション、園芸などが含まれる（これらを「アクティビティ」と呼ぶ）。手指の動きの改善を目指すような要素的な訓練から、風船バレーのような体全体の動きの改善を図るメニューまで、アクティビティは実に多彩だ。先にも指摘した通り、作品として完成した後にバザーなどで販売すれば、リハビリへのモチベーションがさらに高まる効果が期待できる。

　絵画や音楽、陶芸などを用いた治療法（芸術療法）も、作業療法の一つである。対象者の興味や意向に沿って利用すると効果的だが、嫌いなものを無理に行うのは逆効果だ。一般に、「何をするか」よりも「誰がどのように」するかが大切である。対象者のみなさんが楽しんでいるか、負担になっていないか、基礎的コミュニケーションが取れているか、人間的交流ができているかなどをよく見極めて進める必要がある。

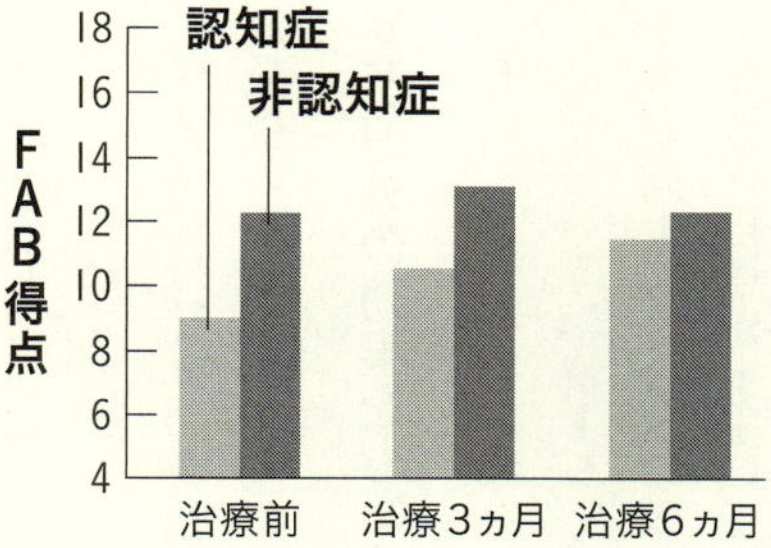

図8－4　学習療法の効果　音読や計算などの学習療法によって、認知機能の改善が示されている。FABは前頭葉機能検査で、広い範囲の脳機能を調べる検査法である（吉田甫らの論文から引用）。

　近年、「脳トレ」「脳活性化」などの言葉で脳機能や知的機能の改善に取り組むことが一種のブームのようになっている。火つけ役の一人は、東北大学の川島隆太教授である。

　機能的ＭＲＩを用いた研究の結果、「簡単な計算をすばやく解く」ことと「文章の音読」の二つが、前頭連合野を最も活性化させるメニューであったという。その二つを柱とする学習療法を特別養護老人ホームなどで実践し、認知症の改善に効果があったと報告されている（図8－4）。学習療法は種々の方法が試みられており、楽しくできるものを採用することが有用である。川島教授の方法は、一人で家庭内でも行える点でよい方法と思われる。

▼予想外の効果をもたらす「般化効果」

トレーニングや訓練をしていると、予想外の効果が得られることがある。

計算という学習トレーニングによって計算力が高まるだけではなく、さらに記憶力や文章の理解力が向上するなどの効果が認められることがある。歩行訓練によって歩く能力が改善するだけでなく、排尿が上手にできるようになったり、言葉の発声がしっかりしたりすることがある。そろばんや将棋を学ぶことで、学校の成績全般が向上すると言われる現象と共通したものである。トレーニングや訓練による直接的な効果以外の「プラスアルファの効果」が得られることを、「般化効果」と呼ぶ。散歩やウオーキングなどの運動療法が知的機能の改善をもたらす現象も、広い意味の般化効果である。楽しさを追求したレクリエーションが、意外な効果を生み出すこともある。「よいトレーニング」とは、般化効果の豊富なトレーニングのことである。

リハビリ訓練には、「できないことをむりやりやらされる」というネガティブなイメージがある。特に、記憶障害における記憶訓練や言語障害における言語療法など、知的機能のリハビリテーションでは患者さんに嫌なことを強いて苦痛を与えかねない。地味な作業を長時間行うイメージも強く、飽きやすいうえに訓練を拒否されることもある。

こうした場合にこそ、般化効果を利用した楽しいトレーニング方法の検討が重要となる。先に紹介した川島教授の学習療法（音読と計算）は、般化効果の検証もなされた方法であり、試みる価値があると思われる。

ただし、般化効果の学問的な裏づけをすることは難しい。単に、「精神的に元気になり、意欲が増したために」さまざまなことができるようになっただけかもしれない。「予想外の訓練効果が得られる理由」の学問的な解明が望まれる。そうでなければ、「計算ドリルをすればサッカーが上手になる」といった悪い冗談が、もっともらしく語られる土壌を生んでしまうからだ。

▼ウオーキングやゆっくりとした運動を

私たちの体の機能は、使用しなければ廃用が進み、衰えていく。一週間まったく歩行しなかっただけで、下肢の筋力は一〇〜一五％も低下すると指摘されている。同時に、運動不足が長期化すると、身体機能ばかりではなく知的機能も衰えていく。「日常生活における動作が減少すると知的機能が低下する」という報告が数多くなされており、経験的にも証明されている。運動療法は、身体機能の維持のためにも、知的な機能の維持のためにもきわめて重要である。

運動療法としては、ゆっくりとした息切れのしない運動である「有酸素運動」が推奨されている。息切れを起こしたり、脈拍が大きく上昇したりするような激しい運動は好ましくない。たとえば、ウオーキング（散歩）やゆっくりとした階段昇降、水中散歩、さまざまな体操（ラジオ体操など）が有効だ。

有酸素運動療法には認知症予防効果が確認されており、エビデンスに基づく推奨グレードはB（「科学的根拠があり、行うよう勧められるレベル」、187ページの表8－2参照）である。『ガイドライン　２０１０』のリハビリテーション法の評価として、最も高いグレードだ。三〇～五〇分の散歩を毎日行うことによって、認知症の発生率を約三〇％下げるという。ただし、認知症の人の認知機能を改善させるかどうかは不明である。

体力がある人が対象ならば、スポーツや仕事をしている感覚で運動や作業に取り組めるようメニューを工夫することで喜ばれ、飽きずに継続することができる。周囲の人は、それを毎日の日課とするようサポートし、理学療法士や作業療法士は「家で行う運動」「体操メニュー」をわかりやすく指導できるよう配慮する必要がある。

▼思い出を語る

回想法は、人生の思い出を振り返り、情緒の安定や記憶の改善を目指す治療法である。数人のグループで行われ、仲間から受けるさまざまな知的刺激や情緒的な交流による効果が期待できる。通常は対象者に共通するテーマを用いて、会話形式で進められる。テーマは、「子育て」や「得意な料理」「お祭り」「初詣」「戦争の思い出」「お正月」「夏休み」「得意なこと」など、自由に設定してよい。写真や昔の道具、なじみの音楽などを用いると、より効果的である。思い出を語り合う中でさまざまな気づきがあり、個別的なリハビリテーションに活かすことも可能である。

回想法の効果として、情動機能の回復や意欲の向上、発語回数の増加、表現力の向上、集中力の増大、問題行動の軽減、社会的交流の促進などが認められる。

▼介護保険時代のリハビリテーション

現場の治療から離れ、少し政策的な話になるが、ぜひとも指摘しておきたいことがある。

二〇〇六年度から、病院や診療所で行うリハビリテーション訓練に「六ヵ月で打ち切り」（正確には脳疾患で一八〇日、整形疾患・心臓疾患で一五〇日、呼吸器疾患で九〇日）という制度が導入されて大きな問題になった。

脳卒中でも骨折でも、リハビリ開始から六ヵ月以降に機能の回復が認められることはある。突然の「打ち切り」制度導入には国民的な強い反発が起こり、部分的には緩和されたが、制度の骨格は今も存続している。

私の経験からしても、リハビリテーションの有効期間は確実に六ヵ月以上持続する。六ヵ月をすぎてから機能の改善（歩行が安定した、階段の昇降が可能となった、作業スピードが速くなったなど）をみた事例が、二〇％程度も存在するのだ。リハビリテーション打ち切り期間を延長すべきであると、強く訴えておきたい。

同時に、介護保険サービスの中の「個別リハビリテーション」（医療機関のように一対一で訓練を受けられる）を充実させる必要がある。また、リハビリテーションにおける三分野である「理学療法」「作業療法」「言語聴覚療法」のすべてを、介護サービスの中で受けられるようにすることが大切である。

二〇〇六年に医療機関におけるリハビリテーション「打ち切り制度」が実施された際、介護保険制度におけるリハビリの体制はきわめて不十分であった。このため、医療機関でのリハビリが終了した人は、介護サービスの中でのリハビリテーションを開始できなかったのである。

また、介護保険サービスの対象とならない四〇歳未満の人たちのためのリハビリテーションは、期限を設けずに実施できるようにすべきである。リハビリテーション期間が長くなったとき、医療から介護へと訓練の場を移すことは必要不可欠だ。特に、認知症のリハビリテーションには事実上、「終わり」がない。医療機関で開始したリハビリテーションがやがて介護サービスの中に引き継がれ、末長く実施されていく体制の確立が望まれる。

3　日々の暮らし

認知症になったとき、あるいは家族の中に認知症の人がいるとき、日々の暮らしには大きな変化が生じる。さまざまな場面で判断に困り、戸惑うことも少なくない。

旅行には行けるのか？　どのような準備をすべきか？

車の運転はどうしたらいいか？

食事は？　酒やタバコなどの嗜好品は？

スポーツはできるのか？　好きな登山をしてもいいか？

趣味は？　釣りは？

スポーツ観戦で興奮させても大丈夫か？

病院への受診を拒否された。どうしたらいいか？

……等々、患者と家族を取り巻く問題は尽きることがない。

▼車の運転をどう考えるか

認知症の人の自動車事故発生率は、健常人に比べて二・五〜四・七倍程度、高いとされる。高齢者における認知症が増加している背景のもと、二〇〇九年六月から、七五歳以上の人は運転免許の更新時に「認知機能検査」を受けることが義務づけられた。若年性認知症では、高齢者以上に大きな問題であり、家族にとっても頭の痛いものとなっている。

一般に、アルツハイマー型認知症では運転中に行き先を忘れてしまい、行くあてもなく運転を続けたり、センターラインをはみ出したりするなどの危険性が指摘されている。前頭側頭型認知症では、適切な車間距離がとれず、追い越しに刺激を受けて速度を競おうとする傾向があるとされている。一方通行の道路の逆走による事故も少なくない。すべてのタイプの認知症で集中力が低下し、同時に複数のことに注意を払えなくなっている。真正面にいる人には気づいても、少し脇にいる人には気づかないことが多い。

認知症の傾向に家族が気づき、車庫入れなどで車を擦ったり傷をつけることが増えたりした場合には、車の運転を中止することが必要だ。現役世代が多い若年性認知症では、車が生活の重要な部分を支えていることも多く、一時的に不便や混乱を招くこともあるが、事故を起こしてからでは取り返しがつかない。何が大切かをしっかりと判断して、運転を中止することが重要である。

本人に自覚がなく、運転をやめようとしない場合も多い。説得と納得が基本であり、自動車学校が行っている「運転適性検査」を受けるなど、専門家からのアドバイスが有益である。家族など身近な人からの忠告に耳を傾けない人も、まったくの他人からの忠告は意外に素直に聞き入れることがある。

それでも運転の中止を受け容れない場合には、キーを取り上げたり車を処分したりするなどの半強制的な措置を講じなければならない。医師の判断を得て、警察と相談することもときには必要だろう。認知症は進行性の疾患であり、いずれは必ず「車に頼らない生活」へと移ることとなる。各方面の協力を得て、判断・実行することが必要だ。

軽い記憶障害だけの「軽度認知障害」などでは運転は可能だが、この場合も、通い慣れた範囲での運転が望ましい。

▼免許更新時の認知機能検査は適切か？

先述のように、二〇〇九年六月から七五歳以上の人の運転免許更新時に「認知機能検査」（講習予備検査）が義務づけられた。

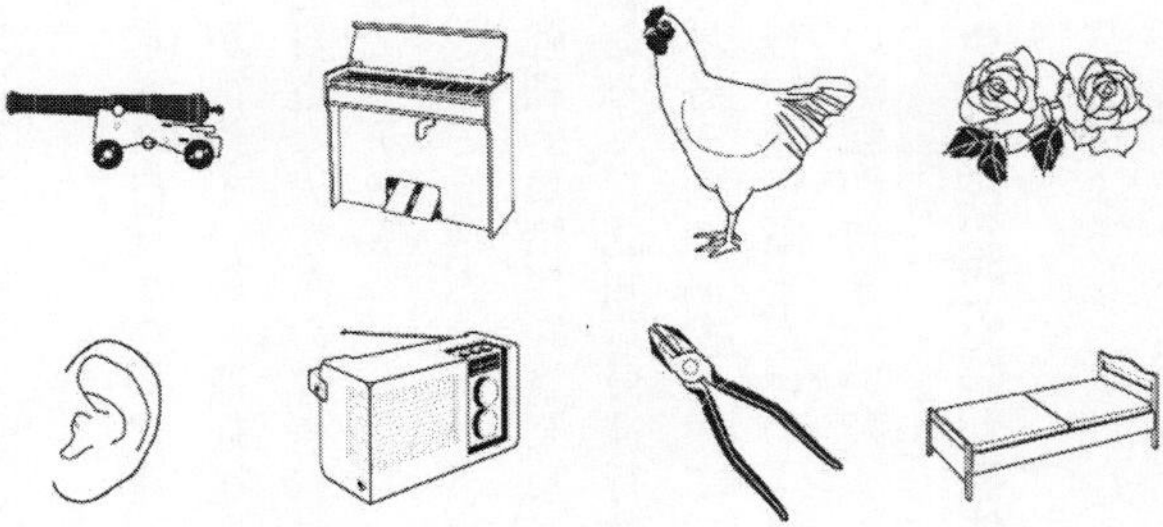

図8－5　運転免許更新時のテスト　大砲、耳、オルガン、ラジオ、ニワトリ、ペンチ、バラ、ベッドなど、合計16枚の絵を覚える。ヒントを与えられて、いくつ思い出すことができるかが試験される。

検査は、四つの問題から構成されている。所要時間は三〇分である。

［第一問］

今日は何年何月何日何曜日ですか？　今は何時何分ですか？　（時間見当識）

［第二問］

五つの文字を逆に答える。「あ・い・う・え・お」が問題とすると、正解は「お・え・う・い・あ」（なお、この第二問は第三問で使用するイラストから被験者の注意をそらすための問題で、採点の対象とはなっていない）。

［第三問］

一六枚のイラスト（図８－５）を第二問の前にみて記憶する。第二問終了後にイラストが何であったかを答える。続いてヒントが与えられ、残りを答える（手がかり再生）。

［第四問］

時計の絵を描いて、指定された時刻を記入する（時計描画、156ページの図7－2参照）。

得点は、やや複雑な計算式を用いて算出され、三つの群に分類されて評価される。すなわち、記憶力・判断力が低くなっている者（第1分類）、記憶力・判断力が少し低くなっている者（第2分類）、記憶力・判断力に心配のない者（第3分類）である。

これをもとに、専門医などの受診を勧告される。認知症と診断されると、運転免許が更新されないことがある。医師の立場からすると、印象としてはゆるやかな採点基準であり、運転をやめさせたいと感じる認知症の人が「合格」することがある。今後は、より合理的なものに改定されていくものと思われる。

▼旅行は行くべし、ただし注意点を要チェック

旅行は気持ちのリフレッシュに役立ち、知的刺激も豊富である。医師として、積極的に勧められる。計画づくりから旅券の手配など、患者さん本人とぜひ一緒に進めてほしい。

ポイントは、ゆったりとした日程にして、予想外のことが起きても対応できるような計画にすることだ。認知症のタイプの中には、新しいことに過大な刺激や暗示を受け、精神的に高揚・興奮したりする場合もある。このような症状が日頃から認められる場合には、行き先に慣れた場所

を選んだり、さほど混雑しない場所を選ぶことを勧めたい。

失禁やけいれん、失神発作などを認める場合には、そのための対処法を準備しておくことが必要である。内服薬はやや多めに準備し、体調を崩したら途中で帰ることも考慮に入れておくことが望ましい。すぐには帰れない遠方に行く場合には、必要に応じてかかりつけ医から「診療情報提供書」なども用意してもらっておくべきである。「お薬手帳」や「障害者手帳」なども、忘れずに持参する。

細かな点だが、歩行困難などの運動機能障害をもつ人が列車を利用する場合には、あらかじめ早めに用を足しておく。揺れている列車の中を移動するのは想像以上に困難で、トイレに行くのも一苦労だからだ。

また、旅先での睡眠は、一般に不十分になりやすい。認知症の人が熟睡できなかった場合、翌日に症状が悪化しやすいことが知られており、注意が必要である。

気をつけなければならないのは、「ちょっと待っててね」などというわずかな時間で、行方不明になってしまうことがある点だ。夫婦二人で旅行する場合などに、トイレタイムがとりにくくなるが、障害者用トイレを利用したり、案内係の人に見守りを依頼したりするなどの対策を考えよう。

▼スポーツや趣味は継続しよう

一般に、スポーツは推奨される。瞬発力を要するスポーツではなく、有酸素運動（ゆっくりとした体の動き）を主体としたスポーツが有用である。もともと取り組んでいたものがあれば、危険性に配慮しつつ継続してかまわない。登山などの場合は、旅行と同様の注意が必要だ。

趣味をもつことは、認知症の療養生活の中で心の大きな支えとなる。ぜひ継続していただきたい。新しいことに挑戦できるなら、なおすばらしい。アウトドアで行う趣味なら、旅行に関して述べた注意点に留意しよう。釣りやゴルフなどは、当人の認知症の状況を理解してくれている人と一緒に行くことが望ましい。

先にも紹介したように、スポーツ観戦そのものはお勧めだが、認知症の人はときに興奮しすぎることがある。認知症症状の一つとして「易怒性」（ちょっとしたことに怒る、自分とまったく無関係なことでも怒る）や「易刺激性」（ちょっとしたことに刺激を受けて興奮する）があるため、興奮しすぎて暴言を吐いたり、怒り出したりすることもありうる。

人によってはニュース報道に激しく怒り、テレビ局や新聞社に抗議の電話をかけたりすることもあるほどだ。こうした症状がある場合には、興奮を招くことを避ける工夫が必要になる。

▼けいれん発作をどう予防するか

けいれん発作もまた、認知症の主要な症状である。脳卒中後に発生する血管性認知症だけではなく、アルツハイマー型認知症や前頭側頭型認知症でも起きる可能性がある。全体として、認知症の人の約二〇％に起きる可能性があるとされている。

けいれんの予防には、①激しく点滅する光を凝視しない、②息を激しく繰り返す行為（過呼吸負荷のある行為、たとえば激しい運動、歌や楽器の長時間演奏など）をしない、③高熱が出たらすみやかに解熱させる、などが大切である。

また、すでにけいれんを抑える薬を服用中の人は、しっかりと服用することが大切である。旅行に行くような場合には、必ず薬の準備をして出かけなければならない。嘔吐や下痢などが起きると薬の効果が薄れ、けいれんが起きやすくなるため、薬の服用の仕方をかかりつけ医と相談する必要がある。睡眠や休息をしっかりとるという、あたり前のこともとても大切である。

けいれん発作が起きた際には、あわてずに静かに寝かせ、体と顔を横に向けて嘔吐したものを吐き出しやすい体勢をとることが必要である。通常は一～二分で治まることが多い。初めての発作のときは、脳神経外科救急病院などで検査と治療を受けることが必要である。新たな疾患（たとえば脳卒中）の発生にともなうけいれんの可能性も否定できないからである。

▼サプリメント、酒、タバコ

認知症の人の家族の方から、しばしばサプリメントについて質問を受けることがある。物忘れや認知症に有効であるとして販売されているサプリメントは、不飽和脂肪酸と各種ポリフェノール、そしてビタミン剤などである。期待を抱かせるような説明がなされているが、科学的には証明されていない。高額なものも目立つので、注意が必要だ。食べ物から摂取すれば十分と思われることが多く、かかりつけ医などに相談することをお勧めしたい。

「百薬の長」という言葉があるように、アルコール飲料は、適量ならば健康によいと考えられている。しかし、過度の飲酒は認知症を悪化させる因子である。

第2章で述べたように、適正飲酒量は日本酒で一合程度、ビールで中瓶一本程度である。アルコール好きの人は、とかく「俺の適量はこのくらい」と勝手に判断し、大量飲酒する傾向にあるので気をつける必要がある。認知症の人は、仕事を失うなどの理由から時間をもてあますことが少なくなく、アルコールへの依存度も高まりがちだ。そうした生活そのものを改善することが、きわめて重要な課題となっている。

タバコは、認知症の悪化因子である。二〇年ほど前に、タバコを吸う人は認知症になりにくいなどと言われたことがある。しかし、最近では「中年期に一日四〇本のタバコを吸っていた人は、吸っていない人に比べて認知症になる確率が約二倍高い」などの研究報告が蓄積され、認知症においてもタバコの有害性ははっきりしたものとなっている。タバコは脳血管の収縮や動脈硬化を引き起こし、認知症の悪化を誘発すると考えられている。

▼眠れぬ夜のために

「しっかり眠れた翌日は体の動きもよく、言葉もはっきりして食欲もあって集中力も出る」通院してくる患者さんや家族からしばしば聞かれる言葉であり、そのたびに「しっかり眠る」ことの大切さを痛感する。有効な対策には、次のようなものがある。

❶睡眠衛生の普及

夕方以降にコーヒーや紅茶、緑茶を控える。日中に必ず運動を行い、ひと汗かく。人と話をする機会をもち、緊張感を保つ。入浴をする。眠くなってから布団に入る。朝は決まった時間に起き、朝日を浴びる。昼寝をする場合は短時間(一時間以内)とする。昼寝を長時間すると夜間眠れないので注意が必要である。

❷睡眠導入剤や睡眠薬

睡眠薬は、短時間作用型を使用することが望ましい。

最近発売された新薬「ラメルテオン」(ロゼレム)は自然の睡眠を誘発する薬で、認知症では眠りと覚醒のリズムを整えてくれることが期待される。この薬は医師の処方によって服用できるが、効果が不十分で眠りが浅い場合もある。アルツハイマー型認知症での不眠には、睡眠薬より少量の抗精神病薬服用が有効とする研究もあり、医師とよく相談して服用することが必要である。

❸眠りの環境整備

暖かくして眠りにつくと眠りは促進される。「温罨法《おんあんぽう》」（湯たんぽやカイロ、電気毛布などを用いて温める方法）や「タクティールケア」（オイルを用いてやわらかく包み込むようなマッサージを行う方法）などが注目されている。

▼受診拒否をどう克服するか

認知症におけるきわめて大きな問題として、患者さん本人による医療機関への受診拒否がある。家族にとっても大きなストレスとなる重大な問題だ。

基本的には、粘り強く説得して受診を納得してもらうことに尽きる。一回一回の説得はあまりしつこくは行わず、しかし諦めずに継続し、ときに真剣に説得する機会をもつ。家族以外の、患者さん本人が信頼を寄せている人から話をしてもらうことも有用である。諦めかけた頃に、「そんなに言うなら、一度くらい行ってみるか」と応じてくれることもあるので、じっくりと取り組んでみていただきたい。

どうしても受診に応じてくれない場合の対策は、次のようなものである。

①「たまには健康診断を受けよう」などの理由をつけて、医療機関に連れていく。成功のポイントは、事前に病院側（病院のソーシャルワーカーや外来看護相談員など）に状況を説明しておくことだ。相談室や相談係を設けている多くの医療機関で事前相談が行われているので、ぜひ利用していただきたい。

②現在通院中の疾患（高血圧でも腰痛でも）を口実にして、かかりつけ医から紹介してもらう。意外にうまくいくことが多く、かかりつけ医と事前に相談しておけば確実性も高まる。

③軽微な症状（風邪や腹痛、頭痛、頻尿、皮膚発疹など）をきっかけにして医療機関を受診し、その際に相談する。これもまた、事前に相談しておくことで成功率が高まる。

④地域包括支援センター（すべての市町村に置かれている）や役場（保健師担当部署）、認知症コールセンター、若年性認知症コールセンターなど、公的機関でも相談を受け付けている。巻末資料2などを参照して、困ったときにはぜひ利用していただきたい。

さまざまな努力をしても受診がうまくいかない場合、最近では往診で認知症を診てもらえる機会も増えてきた。往診をしてくれる医療機関の情報についても、巻末資料2などを参考に、役場や地域包括支援センター、認知症コールセンター、「認知症の人と家族の会」などに相談することをお勧めする。医師会で相談にのってくれる場合もある。

▼言いにくいことこそ大事な情報

病院を受診して医師と対面しても、「言いたいことが言えない」「訊きたいことが訊けない」という状況がしばしば起こる。言いたいことをどうしたら言えるか、訊きたいことをどうしたら訊けるか、考えてみよう。

まず第一に、事前にメモをしておいて、メモを見ながら質問するというのが最も確実な方法である。ただ、診察室での会話の中で気がつく問題も少なくないだろう。医師の立場からすれば、そうした場合には、勇気をふりしぼってぜひ切り出していただきたい。

認知症では、「家族だけで話を聞いてほしい、聞かせてほしい」という場合も少なくない。こういうケースでは、診察に入る前に看護師や「クラーク」と呼ばれる診療事務員にその旨を伝えておけば、医療機関が実現してくれると思われる。

家族から医師へ――、言いにくいことこそ大事な問題であることが多い。私が個人的に気にしているのは、症状が徐々に悪化している徴候があるのに「落ち着いています」などと言う人が意外に多くいることである。一生懸命治療している医師に対して、「治療がうまくいっていない」というニュアンスの話をしにくい心情は理解できるが、一般に、診療の現場では「具合の悪さ」

をきちんと伝えることが大切である。気になることに気づいたら、メモをとるなどしてぜひとも医師に伝える努力をお願いしたい。

第9章

認知症の人とともに暮らす時代

「認知症サポート医」になって

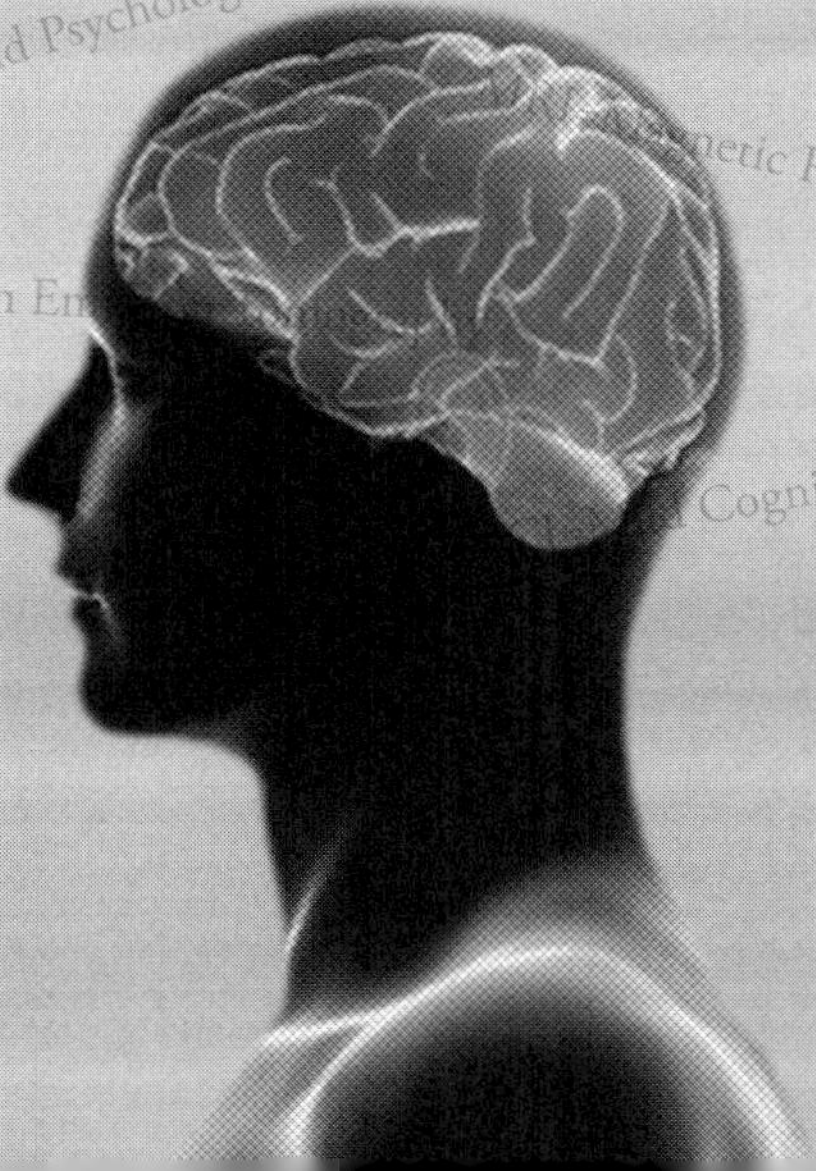
SPECT=Single Photon Emission Computed Tomography
WAIS-R=Wechsler Adult Intelligence Scale-Revised
SSRI=Selective Serotonin Reuptake Inhibitors
CT=Computerized Tomography
ROT=Reality Orientation Training
FAB=Frontal Assessment Battery at bedside
BPSD=Behavioral and Psychological Symptoms of Dementia
Cognitive Impairment

1　長寿社会の光と影

長寿社会は光り輝く社会である。

ある日観戦した、シニア世代のサッカー大会でのすばらしいプレーぶりが忘れられない。走りぬく持久力、サイドを駆け上がって放たれる正確なセンタリング、見事な弧を描いてゴールネットに突き刺さったフリーキック、つながるパスワーク。

主力選手は六〇代であったが、七〇代、八〇代の選手も少数ながら含まれていた。元気な高齢者をみていると、私も長寿でありたいと思う。

一方で、長寿社会には辛く厳しい現実も少なくない。自分自身が病気や障害をもって生きていく辛さだけとは限らない。人生の空白期間とも呼べる空虚な時間の流れ、同世代の兄弟姉妹や親族、友人や仲間に先立たれる孤独感、自分より先に子供が病気を得て苦しみ、先立つケースも増大する。耐えがたい辛さに襲われることがあるのもまた、長寿社会の現実なのである。

▼空白のライフプラン

現在八〇歳の人が四〇歳であった頃、自身の老後をどのようにイメージしていただろうか？　四〇年前と言えば、一九七〇年代の初めである。平均寿命は七〇歳を少し越えた程度で、男性六九歳、女性七四歳であった。

この平均寿命の数値がもたらすイメージは、男性の場合なら「定年退職後、間もなく人生は終わってしまう」というものであったろう。その当時の「老後の設計」とは、退職後の約一〇年の期間の過ごし方を考える作業であったに違いない。

しかし、四〇年後の現在、実際の高齢期を迎えた自分は「元気に生きている」。男性の平均寿命も八〇歳に近づき、七〇歳前後で亡くなることは「珍しい」こととなった。

老後の設計としてイメージした期間を大幅に超えて生きる時代を迎えた今、人は若い頃にあまり考えることのなかった「人生設計の空白の期間」を生きているのではないか。「何もすることのない」後期高齢者が増加している現実は、そのことを如実に示している。それは、単に個人の問題にとどまらず、社会や行政施策のあり方にも共通した「空白期間」であると言えよう。

八〇歳を超えると、同世代の親族や友人は徐々にこの世を去っていく。同世代の親族が入院したという連絡を受けて見舞いに駆けつけると、話もまったくできない状態にがっかりして帰って来る。九〇歳を超えると、さすがにもう同世代の仲間たちはほとんど生きてはいない。後期高齢期（七五歳以降の高齢期）とは、確実に孤独の深まる時期なのである。

「後期高齢期の人たちが有意義に時を過ごすことのできる社会」が今、求められている。遅まきながら、さまざまな施策が講じられてはいるが、いまだ不十分だ。「有意義な時」を過ごすことができないために心身が衰えていく現象は、広い意味での廃用症候群そのものである。現代においては、認知症を促進する最も重要な因子が廃用症候群であり、これを予防する社会的な取り組みが切実に求められている。

▼「親より子が先に死ぬ」時代

長寿社会を生きるお年寄りは、「親が子の病気に悩む」「親より子が先に死ぬ」という現実に直面することがある。

親が八〇歳を超えるとき、子は五〇代に入る。癌や心臓病、脳卒中に罹りやすい年代である。親が健康に暮らしていても、子が先に大きな病気を患って、不幸にも先立つことさえ稀ではない。八〇歳以上の人たちに対する調査では、約二〇％の人が子に先立たれた経験をもつという結果も出ている。厳しい社会状況を反映して、うつ病などに苦しむ子を支えている高齢の親もいる。

子供が急逝したことをきっかけに、精神的に追い込まれた親が認知症を発症したケースを経験したことがある。軽い脳梗塞で通院していた八五歳のEさんだ。しっかりした方であったが、五〇歳の息子さんを心筋梗塞で失い、それをきっかけに急速に衰えていった。

「毎晩毎晩、息子が枕元にやってくるんです。息子は泣いています。息子には五歳の幼い子がいるんです。それが不憫《ふびん》で……」

通院のたびに息子の急逝を嘆き、二～三ヵ月後には自身の生活も崩れ始め、明らかな認知症の症状を示すようになった。自宅での生活は困難となり、施設への入所という対応を迫られた。

また、東京で働いていた三〇代の娘がうつ病になって家に戻ってきた六〇代の婦人・Fさんは、物忘れを訴えて病院に来られた。各種の検査では「軽度認知障害」という結果であった。

「うつ病になって退職し、戻ってきた娘の生活がひどいんです。昼過ぎまで寝ていて、それからどこかへ出かけて深夜に帰ってきます。帰ってきてからも、テレビをみたり何かごそごそやっていたりして寝るのは明け方。私の生活リズムとまったく違うので、夜もまともに眠れず参っています。このままでは、私がおかしくなってしまいます」

Fさんには、集中力の低下がはっきりとみてとれた。質問をきちんと聞いていない、質問を二回以上繰り返してやっと答える。気持ちがいつも、別のところに向けられている。生きていくことに対して、無力感や挫折感をもっているように感じられた。

Fさんが、うつ病の娘との同居によって自身の精神状態を悪化させていることは明らかだった。認知症的な病状ではなく、うつ病に近い症状を示していると判断し、メンタルクリニック受診の必要性を伝えて紹介状を書いた。

親は、いつも子供のことを気にかけながら生きている。子供が独立することでいくらか解放されるが、長寿社会ではふたたび悩みの種になることがある。それが、自身の健康にも影を落とす時代となっているのだ。

▼認知症の人とともに暮らす時代

長寿社会では、認知症の人の数は急増していく。先に、四〇歳以降の若年性認知症では、五歳刻みの年齢階層ごとに有病率が倍増することを紹介したが（82ページの表2－16参照）、六五歳以降の老年期認知症でも同じ傾向が認められる（表9－1）。

認知症の有病率は、六〇代後半で一・五％、七〇代前半で三・六％、七〇代後半七・一％、八〇代前半一四・六％、八五歳以降では二七・三％である。大まかな傾向ではあるが、五歳刻みの年齢階層が一つ上がるごとに有病率は二倍になっている。「認知症・五歳刻み倍増の法則」と呼んでも過言ではないほどだ。

特に、六〇代では前半期の〇・一八九％から後半期の一・五％まで、認知症の有病率が約八倍

年代	認知症有病率
65〜69歳	1.5%
70〜74歳	3.6%
75〜79歳	7.1%
80〜84歳	14.6%
85歳以上	27.3%

表9—1　老年期認知症の年代別有病率　5歳刻みの年齢階層で倍増する傾向がみてとれる（厚生労働省資料から引用）。

も増加している。この階層だけが二倍の増加率から外れて急激な増加を示しており、注目される。おそらく、定年退職を迎えるなどの社会的要因が大きいことが推測される。

私たちが日々の生活を送る同じ街の中に、たくさんの認知症の人たちが暮らしている。スーパーで買い物をするとき、バスに乗っているとき、散歩をしているとき、認知症の人がいつも近くにいる。高齢の夫婦の二人暮らし、独居の高齢者もたくさん暮らしている。

時の流れは速い。少し前まで公園でみかけた小学生が、今日はもう立派な高校生になっている。誰もがみな、同じ分だけ年をとっている。健康だ、元気だと思い込んでいるうちに、認知症が忍び寄っているかもしれない。いつ孤独死が起きてもふしぎのない状況が、街の中にあふれている。長寿を喜びながらも、ふとまわりを見回すと、さまざまな不安にかられる時代に私たちは生きているのだ。

病院という場では、とりわけ患者さんの高齢化が進んでいる。高齢化に並行して、認知症の人の数も急増している。

私が働く勤医協中央病院（札幌市）の場合、入院患者に占める七五歳以上の人の割合は二〇〇〇年で一九・四％、九〇歳以上の人の割合は〇・九％であった。それが、二〇〇九年には七五歳以上の人の割合が三三・五％、九〇歳以上の人の割合は三・五％へと増大した。約一〇年間で入院患者さんの後期高齢者率は倍増し、九〇歳以上の患者さんの比率は四倍になっている。

当然ながら、認知症を抱えた患者さんの割合も「五歳刻み倍増の法則」にしたがって増加している。診療科を問わず、医師も看護師も「認知症の何たるか」を知らずして現場には立てない時代となった。

認知症は特別なものではなく、長寿社会の現代において大多数の人が直面する事態である。こうした状況のもとで、認知症を支えるさまざまな取り組みが進んでおり、その一つに「認知症サポート医」制度がある。私自身は二〇〇六年に「認知症サポート医」に就任した。その経験から、これからの認知症対策について報告しておきたい。

2 認知症サポート医になって

▼「認知症サポート医」を知っていますか?

厚生労働省は「認知症地域医療支援事業」の中で「認知症サポート医」という新たな制度を発足させ、二〇〇六年度から本格的養成を開始した。これは都道府県知事または政令指定都市市長の推薦する医師が所定の「認知症サポート医養成研修」を受けて任命される。二〇一〇年度末で全国に一六七七名が就任しており、最終的には四〇〇〇名程度の養成が目指されている。

認知症サポート医の役割は三つある。

①かかりつけ医の認知症診療をサポートし、必要な場合アドバイザーを務めること

②地域包括支援センター、役場からの認知症事例の相談を受けアドバイザーを務めること、医師会（員）と地域包括支援センターとの連携を図ること

③「かかりつけ医認知症対応力向上研修」を企画・運営し講師を務めること

認知症サポート医は認知症専門医でもいいし専門医でなくてもよい、ということで一般内科医などが数多く就任している。活動に対する報酬は「かかりつけ医認知症対応力向上研修」の講師料などを除くと事実上のボランティアである。なお地域包括支援センターとは介護保険法で設置された公的機関（市町村直轄の場合と委託の場合がある）である。介護予防業務や各種相談業務を担い認知症に関わるすべての相談を受け付けている。

認知症専門医とは別に「認知症サポート医」を定めた意義は小さくない。一般の医師がさまざまな形で認知症の地域支援に関わることを可能とした制度であり、かかりつけ医と認知症専門医

区役所保健師からの相談		
1	被虐待認知症高齢者の相談(→とりあえず病院へ収容)	3例
2	生活困難な独居認知症高齢者の相談	4例
3	受診拒否認知症高齢者の相談(→訪問診療を導入)	2例
4	急な発症の認知症症例の相談(→脳梗塞と判明・入院)	2例
地域包括支援センターなどからの相談		
1	医療機関受診拒否・困難例の訪問診療の依頼(→訪問診療導入)	3例
2	介護保険主治医意見書記載を兼ねた相談	2例
3	独居認知症の腰椎圧迫骨折例の相談(→病院へ収容)	1例

表9−2　行政機関(委託機関を含む)から認知症サポート医である筆者に相談された主な事例(2009〜2011年度の3年間)

との連携、介護事業との連携、生活困難な認知症高齢者の地域における迅速な支援などに有効であると考えられる。「認知症サポート医」制度はいまだあまり知られてはいない制度であり、次項で私自身の体験を通して紹介したいと思う。

▼保健師・ケアマネジャーからの相談事例

二〇〇六年に認知症サポート医に就任した私は、札幌市医師会から初めてサポート医に就任した二人のうちの一人だった。

認知症サポート医に認定されてすぐの頃は、日々の活動に大きな変化は起きなかった。そもそも、「認知症サポート医」の存在を誰も知らなかった。厚生労働省も行政機関も、この新たな制度について周知する姿勢に欠けているように感じられ、「厚労省は制度だけはつくったものの、あまりやる気がないのではない

機関・団体	説明
認知症コールセンター	電話相談ができる公的機関である。あらゆる種類の相談が可能である。ただし、すべての都道府県に設置されているわけではない。巻末資料2参照。
認知症の人と家族の会	すべての都道府県にあり、上記「認知症コールセンター」を委託されていることもある。「認知症コールセンター」が設置されていない都道府県では頼りになる相談先である。
地域包括支援センター	すべての市町村に置かれている公的機関で、ケアマネジャーや保健師によって認知症に関する相談を受け付けている。また介護予防の取り組みを実施している。
市町村役場	保健師による相談を受けられる。市町村によっては地域包括支援センターを役所直轄で運営している。
若年性認知症コールセンター	若年性認知症の相談を専門に行う。また「全国若年認知症家族会・支援者連絡協議会」、地域包括支援センターでも相談が可能である。巻末資料2参照。

表9−3　認知症について相談できる機関・団体

か」と思ったものである。

認知症サポート医に就任して三年目の二〇〇九年度に入ってから、少しずつ区役所などからの相談が寄せられるようになった。二〇〇九年度から二〇一一年度までの三年間で、表9−2に示すような相談を受け、解決にあたった。

区役所保健支援係（保健師の働くセクション）からもたらされた主なものは、被虐待認知症高齢者の相談や生活困難な独居認知症高齢者の相談、受診拒否認知症高齢者の相談などであった。地域包括支援センターからの相談では、医療機関の受診を拒否している患者さんに対する訪問診療の依頼が多く、独居認知症の人の入院依頼もあった。

相談や依頼は、私個人に対する場合と、私が勤務する病院（特に救急部）に対するものを私が窓口として受け取った場合の二種類があった。依頼された事例を振り返ると、救急診療部と在宅保健医療部をもつ四〇〇床の急性期病院に勤めている背景があって初めて、私の認知症サポート医活動は可能であったと思う。

認知症サポート医として行政機関との連携が進む中で、自治体の保健師の活動を見直すようになった。公務員である保健師の活動は「お役所的なもの」を想像していたが、実態は困難な事例の解決のために多大な努力がなされていることを知った。自治体の保健師は、高齢化社会の中で地域の安心・安全を守る最前線で活動しており、地域住民にとって健康に関する「困ったときの相談相手」として最も頼りになる存在となっている。

認知症の相談ができる機関・団体を表9－3にまとめたので、ぜひご活用いただきたい。

高齢化がますます進み、認知症を患う高齢者が増加するこれからの時代にあって、認知症サポート医制度は必要不可欠なものであり、しっかりと維持・発展していってほしいと心から願っている。

▼高齢者虐待──若年性認知症の娘が認知症の母を殴る

認知症サポート医に寄せられる事例には、「身寄りのない高齢者」「かかりつけ医のいない高齢者」に関するものが多い。家族や親族からの支えを期待できる人、かかりつけ医をもつ人は、解決のための第一歩を比較的、容易に踏み出すことができる。

これに対し、身寄りがなく、かかりつけ医もいない人では、最初の一歩が踏み出せない。独居の高齢者が徐々に認知症を発症し、さまざまな問題を周囲に投げかけ始めると、役場や地域包括支援センターが解決の役割を担うことが多い。医療上の問題をもつ場合には、認知症サポート医が相談相手となる。

次に多いのが、「高齢者虐待」が発生した場合である。高齢者虐待は法律上、役場や地域包括支援センターなど公的機関に通報されることになっている。

高齢者虐待には、必ず健康上の問題がともなうものであり、かかりつけ医か認知症サポート医の関与が求められる。緊急収容する必要性が高いことが多く、私のように急性期病院で活動する認知症サポート医には出番が多い。

ある日、区役所の保健師からの依頼で緊急入院してきた高齢のご婦人がいた。以前から認知症を患い、家族の介護を受けて生活してきた人だ。主な介護者は五〇代の娘であったが、一～二年前から、その娘が母親に暴行を繰り返すようになっていた。

その日も、馬乗りのようになって母親に対する暴行を繰り返していたという。大学生の孫が「このままではお祖母ちゃんが殺される」と危惧し、区役所へ通報した。搬送されてきた婦人には全身の打撲が認められ、複数の骨折を負っていた。五〇代の娘は若年性認知症の診断を受けており、自身も療養中の身だったという。孫の冷静な判断が効を奏したケースだった。

「母も苦しんでいたので、これを機会になんとかしたい」

この家庭の将来のために何ができるか？――医療機関、介護関係者、地域のネットワークの力が試されている。

ところで、暴力行為を受けた認知症の高齢者は「痛い」とか「殴られた」などの訴えや主張をほとんどしないという事実に注目しなければならない。叩かれた傷に触って「ここ痛いでしょう？」と訊いても、「痛くなんかありません」と毅然として答える。骨折をしていても「痛くない」と答える姿に、慄然《りつぜん》とする思いを経験したこともある。

高齢者虐待を経験した人は、入院後の療養においても同室者との交流やレクリエーションなどへの参加を絶ち、静かに生活していることが多い。熱が出ても下痢をしても、ほとんど何も訴えず、治療も要求しない。まるで親族からの暴力をきっかけに、心の一部を閉ざしてしまったかのようだ。虐待の早期発見では、傷などの客観的な所見の確認が大切で、問診（医師と患者本人との会話）はあまり役立たないことを痛感している。

▼息子の認知症を嘆く母

相談を受けた事例の中に、特に忘れがたいものがある。

八〇代の高齢の母親が、若年性認知症を患う五〇代の息子について苦しんでいる事例である。子供が認知症の親について苦悩する事例は数多く経験してきたが、高齢の親が認知症の息子について懊悩《おうのう》する姿に接するのは初めてのことだった。

母親との二人暮らしを続けてきた独身の息子は、数年前から仕事上のミスやトラブルが続き、退職を余儀なくされていた。毎日ぼんやりと過ごし、酒に浸り、話をしようとしてもまともな会話はできなかったという。

夜と昼が逆転し、食事をしたことも忘れてしまう。電話もうまくかけられない。最近になって病院を受診し、認知症の診断を受けていた。睡眠薬と物忘れに対する薬の処方を受けて服用しているが、目立った改善は感じず、「この先どうなるのか？」「何か現状を変える手立てはないか？」という相談であった。

母親にはまず、介護保険の申請をして「介護認定」を受けるようアドバイスした。続いて、ケアマネジャーを決めて日常的に相談できる人をつくること、デイサービスなどに参加して日課を設け、人と交流する機会をもつことを勧めた。そして、通院している病院で認知症のリハビリテーション（作業療法など）を受けられないか相談してみること、刺激や緊張感を得られる何かを生活の中に取り入れるよう伝えた。

「介護保険は将来、息子さんをどこかの施設に入れるためにも必要ですよ」

母親にとって、このひと言のインパクトは大きかったようだ。それまで介護保険を無視しようとしていた態度がガラリと変わり、すぐにでも介護申請の手続きをする姿勢をみせた。同時に、「介護ですか？　年寄りでもないのに……」とつぶやいた顔に、自虐的な微笑みが浮かんだのが印象的だった。

若年性認知症では、介護保険の申請をしていない人が意外に多い。そのため、ケアマネジャーと接点をもてず、相談相手を得ることができない。デイサービスやショートステイなど、介護サービスを利用する道もひらけない。認知症サポート医の仕事を通して、そのことをしばしば痛感させられた。

▼精神科医からの相談

認知症サポート医になって驚いたことの一つに、精神科医からの診療相談が来るようになったことがある。認知症はもともと、精神科領域の疾患である。精神科医が非精神科医に認知症の診療依頼をすることはきわめて稀で、当初は戸惑いもあった。

最近の事例では、十数年にわたって統合失調症の治療を受けてきた五〇代の人が物忘れを示すようになってきたため、その原因について精査を依頼したいというものがあった。記憶・知能検査（リバーミード行動記憶検査など）や脳ＳＰＥＣＴ検査を行い、アルツハイマー型認知症が始まっていることを報告した。精神科医と非精神科医による医療連携は、今後ますます大切になっていくのではないかと思われる。

現代の精神科医の大多数は、認知症としっかりと向き合って診療を行っている。しかし、誤解を恐れずに言えば、稀ながら認知症診療にやや疎い精神科医がいることも事実である。精神科医にもそれぞれ専門があることは理解できるが、いまや各診療科の壁を越えた認知症専門医制度や認知症サポート医制度が整備されつつある時代である。精神科医の人たちにも、適切な医療連携を講じることを考慮していただきたいと願うものである。

なお、厚生労働省は二〇一二年六月、「今後の認知症施策の方向性について」という文書を発表し、「認知症サポート医」制度、「認知症疾患医療センター」制度などの役割について、新たな方向性を提起した。認知症の人が引き起こした問題を事後処理的に解決する役割から、早期発見・早期治療を実現するための方向性が打ち出された。今後は、さまざまな制度がより身近に感じられるよう整備されていくものと期待される。

▼雪が融けて、春が来て

二〇一二年の札幌の春は、遅い春だった。

例年ならクロッカスや福寿草の咲く頃になっても、公園はまだ氷雪に覆われ、毎日のように雪がちらついていた。

春めいた陽気がやっと訪れた四月半ばのある日、認知症のGさんが外来にやってきた。頑固に受診を拒否していたGさんへの訪問診療を、地域包括支援センターの助言を受けた奥様からの依頼で始めたのは一年以上も前のことであった。

Gさんは、太鼓の音やすでに亡くなった人の声が聞こえる幻聴に悩まされていた。引きこもり状態を終わらせたいと願いながら、時間だけが無為にすぎていた。そのGさんがついに通院による治療を受け入れ、外来受診が実現した。驚くことに、外来の診察室では笑顔をみせて「また来ます」などと言ってくれた。「新たな一歩」につながる気配を感じることができる診察だった。

＊

認知症を診療するようになって十数年、認知症という病気をいまだ掌握しきれていない自分を反省することも多い。それでも、認知症サポート医として診療を行う日々は充実したものであり、さらに努力を重ねていきたいと考えている。大学医局同門会誌の近況報告に、次のような一文を記し、現在の仕事と心境を友人たちに伝えた。

「脳神経外科医であったはずの私はいつしか認知症と深く関わる医師になった。北大脳神経外科教室の先輩・同僚が『神の手をもつ脳神経外科医』などとマスコミで紹介されるのをみて羨ましくまた嬉しく思う。ただ、私に『神の手』を持てただろうか？　と自問すると答えは『否』である。人は皆それぞれの役割と道を歩む。私には『神の手』は持てなかったが、『ごく微量の神の気持ち』なら持てるかもしれない、と思う今日この頃である」

あとがき

二〇一二年一月二五日の夜、富山空港は大雪に見舞われていた。

私が乗った飛行機は、定刻を二時間以上経過しても飛び立つ気配がない。飛ぶかどうかを逡巡しているように、空港の敷地内を動き回っていた。

雪は降り続いている。「飛び立つなら、さっさと飛び立たないとまずいのではないか」——多くの乗客はそう思っていた。やっぱり無理なのかと諦めかけた頃、予定より三時間近く遅れた飛行機は無事、飛び立つことができた。美しい富山の街が、眼下に広がった。

富山市には、市の主催した「若年性認知症講演会」での講演のために訪れていた。人口約四二万人の富山市に、八〇人ほどの若年性認知症患者がいるという。若年性認知症の理解とケアの向上を目指して、市内の介護・福祉事業者向けに講演会は開かれた。富山での講演には、執筆中だった本書のエッセンスを全面的に盛り込んだ。幸い、後日いただいた感想は好意的なものが多く、執筆中の内容に自信を深め、本書刊行への意欲がより高まった。

富山からの帰途、東京の講談社でブルーバックス出版部の倉田卓史氏と本書の原稿について打ち合わせを行った。認知症に関する書籍の執筆を考え始めてから二年、『脳からみた認知症』というタイトルで書き上げた原稿の点検を受け、改稿の指示をいただいた。打ち合わせは午前一〇時から二時間程度を予定していたが、予想外に長引き、帰りの飛行機を変更することとなった。

多忙な中、倉田氏が割いてくれた時間は私にとってたいへん貴重なものとなり、私自身の不勉強を悟り、本書執筆にいっそう真剣に向き合うきっかけとなった。その日から何回かの書き直しと打ち合わせを経て、本書は完成した。昔から、もし私が本を書く機会があるとしたら、優秀な編集者のもとで何回も書き直して完成させたいと願っていた。その願い通りのことが実現したことを心からうれしく思う。

なお、本書では定説として確立していない仮説レベルの理論を用いたり、私自身のオリジナルデータを使用して記述を行った。現時点では、言いすぎの部分もあると思われる。認知症という病気への理解を図りたいと願う気持ちの表れと受け止めていただき、読者諸賢のご批判を賜れれば幸いである。

また、本文中では「若年性認知症」と「若年認知症」の二つの用語を使用したが、「全国若年認知症家族会・支援者連絡協議会」という団体名の場合のみ後者を使用し、他はすべて「若年性認知症」としたことをお断りしておく。

＊

私は、二〇〇七年度から札幌市若年性認知症支援事業推進委員会委員長を、二〇一〇年度からは認知症支援事業推進委員会委員長を務める機会に恵まれた。本書執筆の意欲は、その事業推進の中で培われたものである。

本書をまとめるにあたり、札幌市若年性認知症支援事業推進委員会の皆様、札幌市保健福祉局高齢保健福祉部認知症支援・介護予防担当課の皆様、北海道若年認知症の人と家族の会役員の皆様、北海道認知症の人を支える家族の会役員の皆様、そして、私の勤務先であり、認知症診療をいつも支えてくださった勤医協中央病院の関係者の皆様をはじめ、多くの方々にお礼申し上げる。

講談社ブルーバックス出版部・倉田卓史副部長なくして、本書が完成することはなかった。衷心よりお礼を申し上げる次第である。

伊古田　俊夫

平成二四年九月末日

参考文献

貝谷久宣『脳内不安物質』講談社ブルーバックス、一九九七年
池谷裕二『記憶力を強くする』講談社ブルーバックス、二〇〇一年
Raichle ME, et al. A default mode of brain function, Proc. Natl. Acad. Sci. USA, vol. 98, pp. 676-682, 2001.
吉田甫・他「痴呆を伴う高齢者に対する認知リハビリテーションの効果に関する予備的研究」『立命館人間科学研究』第六号、二〇〇三年一一月
デヴィッド・スノウドン『一〇〇歳の美しい脳』藤井留美訳、株式会社DHC、二〇〇四年
久保田競・宮井一郎編著『脳から見たリハビリ医療』講談社ブルーバックス、二〇〇五年
ジェームズ・L・マッガウ『記憶と情動の脳科学』大石高生・久保田競訳、講談社ブルーバックス、二〇〇六年
朝田隆編著『軽度認知障害［MCI］』中外医学社、二〇〇七年
宮永和夫『若年認知症の臨床』新興医学出版社、二〇〇七年
池谷裕二『進化しすぎた脳』講談社ブルーバックス、二〇〇七年
岡田尊司『脳内汚染』文藝春秋、二〇〇五年
札幌市若年性認知症支援事業推進委員会・北海道若年認知症の人と家族の会編

若井晋、最相葉月「若年認知症の人と家族に対する実態調査報告書」札幌市、二〇〇八年
「若年性アルツハイマー病とともに生きる」『週刊医学界新聞』二〇〇九年一月一九日号、医学書院
村井俊哉『人の気持ちがわかる脳』ちくま新書、二〇〇九年
池田学『認知症』中央公論新社、二〇一〇年
本間昭・木之下徹監修『認知症BPSD——新しい理解と対応の考え方』日本医事新報社、二〇一〇年
日本神経学会監修「認知症疾患治療ガイドライン」作成合同委員会編『認知症疾患治療ガイドライン2010』医学書院、二〇一〇年
櫻井武『睡眠の科学』講談社ブルーバックス、二〇一〇年
川島隆太『さらば脳ブーム』新潮社、二〇一〇年
原寛美監修、相澤病院リハビリテーション科執筆『高次脳機能障害ポケットマニュアル第二版』医歯薬出版、二〇一一年
苧阪直行編『社会脳科学の展望』新曜社、二〇一二年
伊古田俊夫「認知症の新しい理解——社会脳科学からみた認知症」『介護新聞』(北海道医療新聞社)二〇一二年九月(五回連載)

資料2

岡山県	総合病院岡山赤十字病院(岡山市)
広島県	三原病院(三原市)／メープルヒル病院(大竹市)／草津病院(広島市)
山口県	山口県立こころの医療センター(宇部市)
香川県	小豆島病院(小豆郡小豆島町)／香川大学医学部附属病院(木田郡三木町)／大西病院(高松市)／いわき病院(高松市)／総合病院回生病院(坂出市)／三豊市立西香川病院(三豊市)
高知県	高知鏡川病院(高知市)
福岡県	久留米大学病院(久留米市)／牧病院(筑紫野市)／大牟田病院(大牟田市)／宗像病院(宗像市)／見立病院(田川市)／小倉蒲生病院(北九州市)／九州大学病院(福岡市)
佐賀県	佐賀大学医学部附属病院(佐賀市)／肥前精神医療センター(神埼郡吉野ヶ里町)／嬉野温泉病院(嬉野市)／河畔病院(唐津市)
長崎県	出口病院(長崎市) ／佐世保中央病院(佐世保市)
熊本県	熊本大学医学部附属病院(熊本市)／山鹿回生病院(山鹿市)／阿蘇やまなみ病院(阿蘇市)／くまもと青明病院(熊本市)／益城病院(上益城郡益城町)／平成病院(八代市)／くまもと心療病院(宇土市)／天草病院(天草市)／荒尾こころの郷病院(荒尾市)／吉田病院(人吉市)
大分県	緑ヶ丘保養園(大分市)
宮崎県	大悟病院(北諸県郡三股町)／野崎病院(宮崎市)／協和病院(日向市)
鹿児島県	谷山病院(鹿児島市)／松下病院(霧島市)／宮之城病院(薩摩郡さつま町)／栗野病院(姶良郡湧水町)

(平成24年2月1日現在)

山梨県	山梨県立北病院（韮崎市）／日下部記念病院（山梨市）
長野県	飯田病院（飯田市）／安曇総合病院（北安曇郡池田町）／佐久総合病院（佐久市）
岐阜県	岐阜病院（岐阜市）／黒野病院（岐阜市）／大垣病院（大垣市）／のぞみの丘ホスピタル（美濃加茂市）／慈恵中央病院（郡上市）／大湫病院（瑞浪市）／須田病院（高山市）
静岡県	NTT東日本伊豆病院（田方郡函南町）／掛川市立総合病院（掛川市）
愛知県	独立行政法人国立長寿医療研究センター（大府市）
三重県	松阪厚生病院（松阪市）／三重県立こころの医療センター（津市）／東員病院（員弁郡東員町）
滋賀県	瀬田川病院（大津市）／琵琶湖病院（大津市）／豊郷病院（犬上郡豊郷町）／水口病院（甲賀市）
京都府	国立病院機構舞鶴医療センター （舞鶴市）／京都府立医科大学附属病院（京都市）／京都府立洛南病院（宇治市）
大阪府	水間病院（貝塚市）／さわ病院（豊中市）／山本病院（八尾市）／大阪さやま病院（大阪狭山市）／新阿武山病院（高槻市）／大阪市立大学医学部附属病院（大阪市）／ほくとクリニック病院（大阪市）／大阪市立弘済院附属病院（吹田市）／浅香山病院（堺市）／阪南病院（堺市）
兵庫県	兵庫医科大学病院（西宮市）／兵庫県立淡路病院（洲本市）／大塚病院（丹波市）／リハビリテーション西播磨病院（たつの市）／公立豊岡病院組合立豊岡病院（豊岡市）／兵庫県立姫路循環器病センター（姫路市）／独立行政法人国立病院機構兵庫中央病院（三田市）／神戸大学医学部附属病院（神戸市）
奈良県	信貴山病院（生駒郡三郷町）／秋津鴻池病院（御所市）
和歌山県	国保日高総合病院（御坊市）／和歌山県立医科大学附属病院（和歌山市）
鳥取県	渡辺病院（鳥取市）／倉吉病院（倉吉市）／養和病院（米子市）／南部町国民健康保険西伯病院（西伯郡南部町）
島根県	島根大学医学部付属病院（出雲市）

資料2

認知症疾患医療センター	
北海道	道央佐藤病院（苫小牧市）／砂川市立病院（砂川市）／恵愛病院（登別市）／三愛病院（登別市）／伊達赤十字病院（伊達市）
青森県	青森県立つくしが丘病院（青森市）／弘前愛成会病院（弘前市）／青南病院（八戸市）
岩手県	岩手医科大学附属病院（盛岡市）
宮城県	三峰病院（気仙沼市）／仙台市立病院（仙台市）／東北厚生年金病院（仙台市）
山形県	篠田総合病院（山形市）／佐藤病院（南陽市）／日本海総合病院（酒田市）
茨城県	日立梅ヶ丘病院（日立市）／栗田病院（那珂市）
栃木県	獨協医科大学病院（下都賀郡壬生町）／足利富士見台病院（足利市）／烏山台病院（那須烏山市）
群馬県	群馬大学医学部付属病院（前橋市）／内田病院（沼田市）／上毛病院（前橋市）／老年病研究所附属病院（前橋市）／サンピエール病院（高崎市）／篠塚病院（藤岡市）／岸病院（桐生市）／西毛病院（富岡市）／田中病院（北群馬郡吉岡町）／原病院（伊勢崎市）
埼玉県	秩父中央病院（秩父市）／武里病院（春日部市）／毛呂病院（入間郡毛呂山町）／西熊谷病院（熊谷市）／埼玉精神神経センター（さいたま市）／戸田病院（戸田市）
千葉県	袖ヶ浦さつき台病院（袖ヶ浦市）
神奈川県	東海大学医学部付属病院（伊勢原市）／久里浜アルコール症センター（横須賀市）
新潟県	三島病院（長岡市）／柏崎厚生病院（柏崎市）／黒川病院（胎内市）／高田西城病院（上越市）／ゆきぐに大和病院（南魚沼市）／白根緑ケ丘病院（新潟市）
富山県	魚津緑ヶ丘病院（魚津市）／谷野呉山病院（富山市）
石川県	石川県立高松病院（かほく市）／加賀こころの病院（加賀市）
福井県	敦賀温泉病院（敦賀市）／松原病院（福井市）

北九州市	093-871-8511	火〜土	10：00 〜 18：00
佐賀県	0952-37-8545	月・水 金	10：00 〜 15：00
熊本県	096-355-1755	水除く 毎日	9：00 〜 18：00

（平成24年2月10日現在　都道府県HPから作成）

若年性認知症コールセンター	
0800-100-2707（フリーダイヤル）	月曜日〜土曜日 （年末年始・祝日除く） 10：00 〜 15：00

若年認知症家族会・彩星の会	
TEL：03-5919-4185 FAX：03-5368-1956	〒160-0022 東京都新宿区新宿 1-25-3 エクセルコート新宿302号

公益社団法人認知症の人と家族の会	
TEL：075-811-8195 FAX：075-811-8188 http：//www.alzheimer.or.jp/	〒602-8143 京都市上京区堀川丸太町 下ル京都社会福祉会館2階 事務局：月〜金（祝日除く） 9：00 〜 17：00

（平成24年2月1日現在）

資料2

認知症コールセンター			
北海道	011-204-6006	月〜金	10：00〜15：00
札幌市	011-206-7837	月〜金	10：00〜15：00
秋田県	018-829-2275	月〜土	9：00〜17：00
福島県	024-522-1122	月〜金	10：00〜16：00
群馬県	027-269-4432	月〜金	9：00〜17：00
千葉県	043-238-7731	月・火 木・土	10：00〜16：00
神奈川県	0570-0-78674	月・水 土	10：00〜20：00 10：00〜16：00
横浜市	045-662-7833	火・木 金	10：00〜16：00
川崎市	0570-0-40104	月・火 木・金	10：00〜16：00
		第2・ 第4木	10：00〜20：00
		第1・ 第3日	10：00〜16：00
山梨県	055-251-0001	月〜金	13：00〜17：00
長野県	0268-23-7830	月〜土	10：00〜17：00
静岡県	0545-64-9042	月・木 土	10：00〜15：00
三重県	059-235-4165	月〜金	9：30〜17：30
大阪府	06-6977-2051	月・火 木・金	10：00〜16：00
岡山県	086-801-4165	月〜金	10：00〜16：00
鳥取県	0859-37-6611	月〜金	10：00〜18：00
島根県	0853-22-4105	月〜金	10：00〜16：00
山口県	083-924-2835	月〜金	10：00〜16：00
高知県	088-821-2818	月〜金	10：00〜16：00

ミニメンタルステート検査		
設問	質問内容	配点
1	今年は何年ですか？ 今の季節は何ですか？ 今日は何曜日ですか？ 今日は何月何日ですか？	0／1 0／1 0／1 0／1 0／1
2	この病院の名前は何ですか？ ここは何県ですか？ ここは何市ですか？ ここは何階ですか？ ここは何地方ですか？	0／1 0／1 0／1 0／1 0／1
3	物品名3個（桜、猫、電車）を伝え、 すぐに復唱させる	0～3
4	100から順に7を引く（5回まで）	0～5
5	設問3で提示した物品名を再度復唱させる	0～3
6	（時計を見せながら）これは何ですか？ （鉛筆を見せながら）これは何ですか？	0／1 0／1
7	次の文章を繰り返させる 「みんなで、力を合わせて綱を引きます」	0／1
8	（3段階の命令） 「右手にこの紙を持って下さい」 「それを半分に折りたたんで下さい」 「それを私に渡して下さい」	0／1 0／1 0／1
9	（次の文章を読んで、その指示に従って下さい） 「右手をあげなさい」	0／1
10	（何か文章を書いて下さい）	0／1
11	（次の図形を書いて下さい） 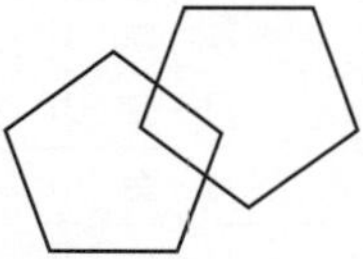	0／1

資料1

改訂長谷川式簡易知能評価スケール

氏名　　　　　　　　　　／年齢　　（男・女）／　　　年　　月　　日生

設問	質問内容	配点
1	お年はいくつですか？（2年までの誤差は正解）	0／1
2	今日は何年の何月何日何曜日ですか？ （年、月、日、曜日が正解でそれぞれ1点ずつ）	0／1 0／1 0／1 0／1
3	私たちがいまいる所はどこですか？（自発的に正解できれば2点、5秒おいて家ですか？　病院ですか？　施設ですか？　のなかから正しい選択をすれば1点）	0／1／2
4	これから言う3つの言葉を言ってみて下さい。あとでまた聞きますのでよく覚えておいて下さい。 （以下の系列のいずれか1つで、採用した系列に○印をつけておく） 1：ⓐ桜　ⓑ猫　ⓒ電車 2：ⓐ梅　ⓑ犬　ⓒ自動車	ⓐ0／1 ⓑ0／1 ⓒ0／1
5	100から7を順番に引いて下さい。（100－7は？それからまた7を引くと？　と質問する。最初の答えが不正解の場合、打ち切る。それぞれ正解で1点）	0／1 0／1
6	私がこれから言う数字を逆から言って下さい。（6-8-2／3-5-2-9を逆に言ってもらう。3桁逆唱に失敗したら、打ち切る。それぞれ正解で1点）	0／1 0／1
7	先ほど覚えてもらった言葉をもう一度言ってみて下さい。（自発的に正解できれば各2点、もし回答が無い場合以下のヒントを与え正解であれば1点） ⓐ植物　ⓑ動物　ⓒ乗り物	ⓐ0／1／2 ⓑ0／1／2 ⓒ0／1／2
8	これから5つの品物を見せます。それを隠しますのでなにがあったか言って下さい。（時計、鍵、タバコ、硬貨など必ず相互に無関係なもの）	0／1／2 3／4／5
9	知っている野菜の名前をできるだけ多く言って下さい。（約10秒間待っても答えない場合はそこで打ち切る）0~5個=0点、6個=1点、7個=2点、8個=3点、9個=4点、10個=5点	0／1／2 3／4／5

【ら・わ行】

【は行】

【ま・や行】

【た行】

【な行】

【さ行】

【か行】

さくいん

【アルファベット・数字】

【あ行】

N.D.C.491.371　254p　18cm

ブルーバックス　B-1790

脳《のう》からみた認知症《にんちしょう》
不安を取り除き、介護の負担を軽くする

2012年10月20日　第1刷発行
2015年 9 月 1 日　第6刷発行

著者　伊古田俊夫《いこたとしお》
発行者　鈴木　哲
発行所　株式会社講談社
〒112-8001　東京都文京区音羽2-12-21
電話　出版　03-5395-3524
販売　03-5395-4415
業務　03-5395-3615
印刷所　（本文印刷）慶昌堂印刷株式会社
（カバー表紙印刷）信毎書籍印刷株式会社
製本所　株式会社国宝社

ISBN978－4－06－257790－8

発刊のことば

科学をあなたのポケットに

二十世紀最大の特色は、それが科学時代であるということです。科学は日に日に進歩を続け、止まるところを知りません。ひと昔前の夢物語もどんどん現実化しており、今やわれわれの生活のすべてが、科学によってゆり動かされているといっても過言ではないでしょう。

そのような背景を考えれば、学者や学生はもちろん、産業人も、セールスマンも、ジャーナリストも、家庭の主婦も、みんなが科学を知らなければ、時代の流れに逆らうことになるでしょう。

ブルーバックス発刊の意義と必然性はそこにあります。このシリーズは、読む人に科学的に物を考える習慣と、科学的に物を見る目を養っていただくことを最大の目標にしています。そのためには、単に原理や法則の解説に終始するのではなくて、政治や経済など、社会科学や人文科学にも関連させて、広い視野から問題を追究していきます。科学はむずかしいという先入観を改める表現と構成、それも類書にないブルーバックスの特色であると信じます。

一九六三年九月

野間省一